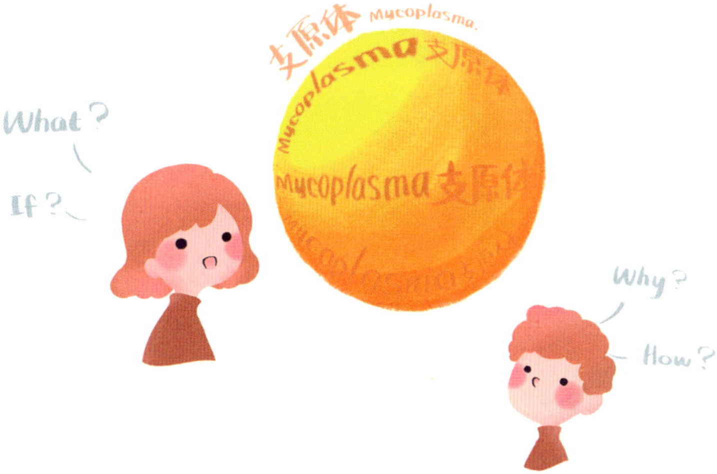

儿童肺炎支原体肺炎你问我答

主　编　王晓玲　赵成松
副主编（按姓氏笔画排序）
杨丽杰　吴　越　周鹏翔　徐晓琳

人民卫生出版社
·北　京·

图书在版编目（CIP）数据

儿童肺炎支原体肺炎你问我答 / 王晓玲，赵成松主编. -- 北京 ：人民卫生出版社，2026. 1. -- ISBN 978-7-117-39203-7

Ⅰ. R725. 631-44

中国国家版本馆 CIP 数据核字第 2026EG8775 号

人卫智网	www.ipmph.com	医学教育、学术、考试、健康，购书智慧智能综合服务平台
人卫官网	www.pmph.com	人卫官方资讯发布平台

儿童肺炎支原体肺炎你问我答
Ertong Feiyan Zhiyuanti Feiyan Niwen Woda

主　　编：王晓玲　赵成松
出版发行：人民卫生出版社（中继线 010-59780011）
地　　址：北京市朝阳区潘家园南里 19 号
邮　　编：100021
E - mail：pmph @ pmph.com
购书热线：010-59787592　010-59787584　010-65264830
印　　刷：北京华联印刷有限公司
经　　销：新华书店
开　　本：889 × 1194　1/32　　印张：6
字　　数：110 千字
版　　次：2026 年 1 月第 1 版
印　　次：2026 年 1 月第 1 次印刷
标准书号：ISBN 978-7-117-39203-7
定　　价：55.00 元
打击盗版举报电话：010-59787491　E-mail：WQ @ pmph.com
质量问题联系电话：010-59787234　E-mail：zhiliang @ pmph.com
数字融合服务电话：4001118166　E-mail：zengzhi @ pmph.com

编委会

编　者（按姓氏笔画排序）

杨　妮（广州市妇女儿童医疗中心柳州医院）
杨丽杰（哈尔滨医科大学附属第六医院）
吴　越（深圳市儿童医院）
张秀峰（内蒙古自治区妇幼保健院）
陈冠儒（安徽省儿童医院）
罗　璟（广州医科大学附属妇女儿童医疗中心）
周鹏翔（北京大学第三医院）
孟　杰（哈尔滨医科大学附属第二医院）
赵　娜（青岛大学附属妇女儿童医院）
赵成松（首都医科大学附属北京儿童医院）
秦广东（河南省第二人民医院）
徐晓琳（首都医科大学附属北京儿童医院）
郭春霞（内蒙古自治区妇幼保健院）
郭彬彬（哈尔滨医科大学附属第六医院）
曹忠强（深圳市儿童医院）
梁铁群（青岛大学附属妇女儿童医院）
蒋　妮［大连市妇女儿童医疗中心（集团）］
曾　娜（上海交通大学医学院附属儿童医院）

序言

儿童健康是全民健康的基石，亦是衡量国家公共卫生水平与未来发展潜力的重要标尺。在当前社会环境与疾病谱系持续演变的背景下，儿童呼吸道感染，尤其是肺炎支原体感染，已成为威胁儿童成长、引发家庭与社会关注的核心公共卫生问题之一。其发病隐匿、病程迁延、易致重症及出现耐药等特点，不仅对儿科临床诊疗提出了更高要求，也对家庭层面的健康管理与早期识别构成了现实挑战。

编撰《儿童肺炎支原体肺炎你问我答》一书，其初衷绝非应对一时的疾病流行，更着眼于系统构建一个科学、实用、可及的知识体系，将专业的医学认知转化为家长能读懂、会使用的健康守护工具。

本书以在全国范围内征集的家长真实困惑为出发点，汇聚了来自 19 家医院的 35 位儿科医生与药师的共同智慧，力求在严谨与通俗之间找到平衡，在解答具体问题的同时，传递“预防为先、合理干预”的现代健康理念。

我们深信，面对疾病，知识是抵御恐慌的盾牌，而早期预防与管理则是成本最低的健康投资。因此，本书不仅聚焦于“如何治”，更着力阐释“如何防”“如何护”，引导家长与照护者成为孩子健康管理的积极参与者与第一责任人。从病原特性到诊疗路径，从规范用药到家庭护理，我们尝试构建一个从医疗机构延伸至家庭场景的、连续性的健康支持闭环，旨在打通专业医疗与家庭健康的最后一公里。

我衷心希望这本科普读物能超越一般意义上的问答汇编，成为连接医学专业领域与千万家庭的信任桥梁。它既凝聚了我们对儿童健康事业的专注与热忱，也承载着对提升全民健康素养、推动健康中国战略落地的深切期待。让我们携手，以科学为灯，照亮健康认知的盲区；以理性为帆，驱散疾病带来的阴霾，共同为每一位孩子的健康成长，筑起一道坚实而温暖的防线。

首都医科大学附属北京儿童医院院长

2025 年 11 月

前言

呼吸道感染是威胁儿童生命健康的常见疾病，肺炎支原体是其中最为重要的病原体，其周期性的大规模流行给家庭和社会都带来了严重的疾病负担。近年来，全球多国儿童肺炎支原体感染比例有明显上升趋势，提高家长及相关人员对该疾病的认知，成为促进早发现、规范诊疗的关键。

为回应广大家长的关切，本书编写团队在全国范围内征集家长最为关心的肺炎支原体感染相关问题，并从中遴选出具有代表性的问题，依据“How（如何做）”“If（是否需要）”“What（是什么）”“Why（为什么）”四类方式归类整理。邀请了来自全国 19 家医院的 35 位儿科医生与药师，共同参与撰写，以通俗易懂的科普语言，为读者答疑解惑。

本书以家长关心的问题为切入点，全面涵盖肺炎支原体微生物学特性、临床表现、药物治疗、预防控制及生活护理等多个方面，旨在帮助家长全面了解该疾病，掌握日常预防与家庭护理要点，并在就诊过程中更有效地与医护人员沟通，共同为孩子制订科学合理的诊疗方案。

值得一提的是，本书的编写融合了临床、护理、检验、影像等专业人士的智慧，是集体协作与知识共享的成果。希望《儿童肺炎支原体肺炎你问我答》不仅能解答家长关于疾病的疑惑，更能成为家长在孩子面临感染时的实用指南与安心伴侣。

感谢所有参与和支持本书编写工作的人员，也感谢张金哲公益基金会的支持，诚挚欢迎读者在阅读过程中提出宝贵意见，以助我们持续改进。

赵成松　王晓玲

首都医科大学附属北京儿童医院

2025 年 11 月

目录

第一章

肺炎支原体肺炎的“自我介绍”

第二章

早预防早诊断，为儿童筑起健康防线

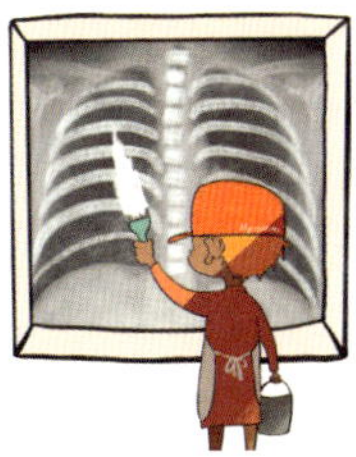

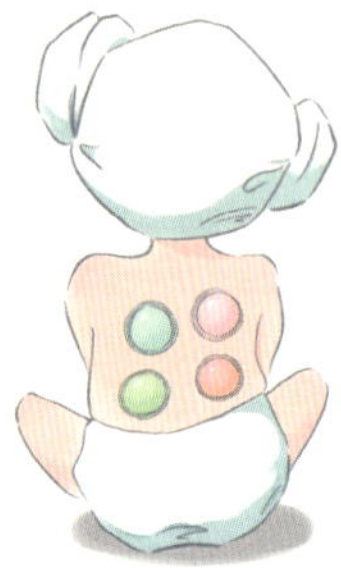

第三章

走向康复：治疗管理与家庭照护

第四章

安全用药伴成长，健康童年有保障

儿童呼吸健康小贴士

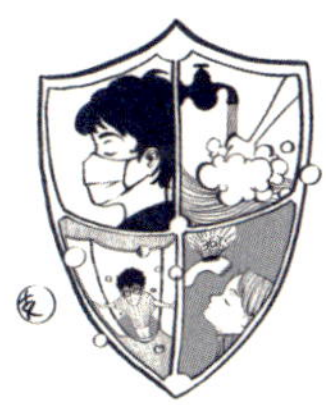

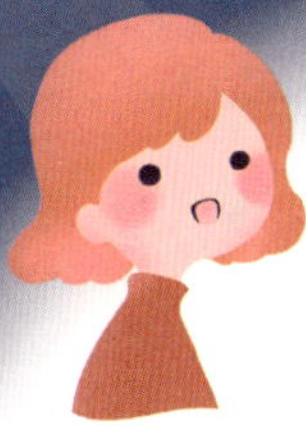

第一章

肺炎支原体肺炎的“自我介绍”

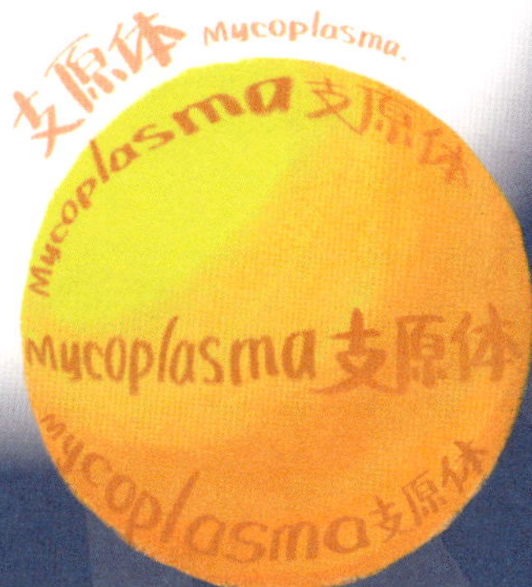

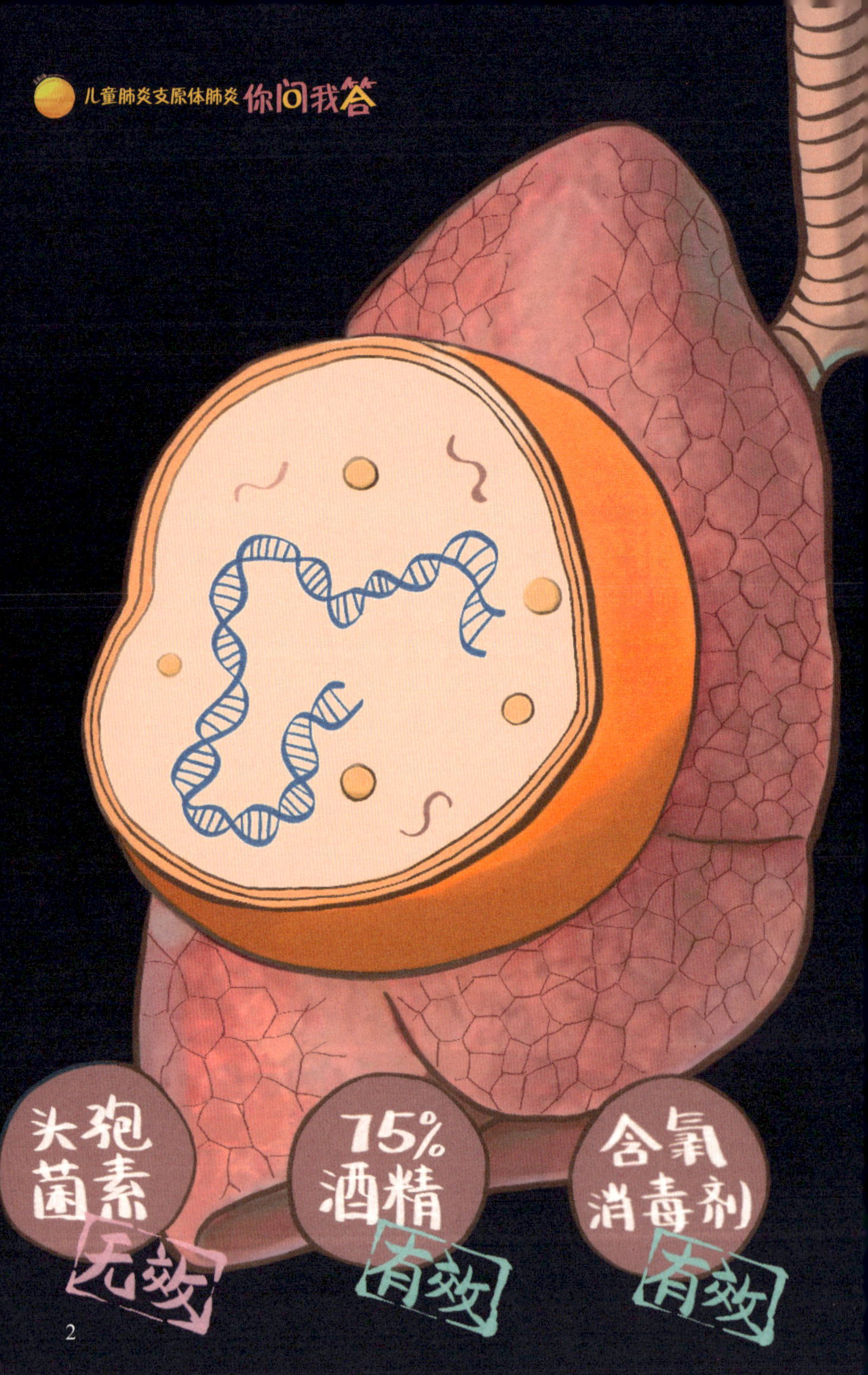
头孢菌素
无效
75%酒精
有效
含氯消毒剂
有效

什么是肺炎支原体

肺炎支原体是微生物界的“异类”，虽属细菌家族，却特立独行。它最显著的特点是缺乏大多数细菌都有的“坚硬外衣”——细胞壁，仅有一层薄薄的细胞膜。这一结构弱点使针对细胞壁的头孢菌素类药物对它束手无策。

肺炎支原体是能够进行自我复制、能够在体外不依靠活体细胞而独立生存的最小微生物，这使它可以在空气中自由飘荡，具有较强的传染性。肺炎支原体主要引起人类呼吸道感染，尤其是儿童和青少年更容易受到感染。感染症状包括：发热、咳嗽、咽痛、头痛等，严重时可能导致肺炎。为了遏制肺炎支原体的传播，主要采取一系列非药物措施。

在流行季节，首先，应尽量避免带孩子去人员密集、通风不良的公共场所。其次，需要引导孩子养成良好的个人卫生习惯。例如，在咳嗽或打喷嚏时用纸巾掩住口鼻，并立即丢弃使用过的纸巾。同时要保持手部清洁，经常用肥皂和洗手液在流动水下洗手。由于肺炎支原体可被 75% 酒精和含氯消毒剂（如 84 消毒液）杀灭，所以学校、幼儿园等儿童聚集的场所应做好定期通风和消毒工作。最后，保持健康的生活方式对于提高孩子的免疫力至关重要。均衡饮食，充足睡眠和适量运动都是增强体质、提高免疫力的重要因素。通过这些措施，可以帮助孩子建立强大的免疫防线，抵御肺炎支原体等病原体的入侵。

总之，肺炎支原体是一种与众不同的微生物，需要我们提高警惕，并采取科学的预防措施。

（郭春霞　吴越）

儿童肺炎支原体感染会出现哪些症状

如果孩子感染了肺炎支原体，症状会随着时间的推移呈现多样化的变化趋势，通常表现为渐进性发病。在潜伏期内，大多数儿童可能没有明显的症状，或只出现非常轻微的不适，如低热、偶尔的咳嗽等。随着病情的进展，症状逐渐变得明显，典型的症状就是发热和咳嗽，同时还可以出现头痛、流涕、咽痛、耳痛等其他症状。接下来，我们就来详细说说这些症状。

1. 发热　发热是肺炎支原体感染后的常见症状之一。以中高热（腋温：38.1 ~ 40.9℃）为主，可以持续几天，甚至几个星期。如果儿童持续高热（腋温已达 39.0 ~ 40.9℃），那可能说明病情比较严重，要及时去看医生。

2. 咳嗽　咳嗽是肺炎支原体感染最突出的表现，可以持续 1 ~ 4 周。一开始，孩子可能只是干咳几声，但慢慢地咳嗽会逐渐加重，往往表现为比较剧烈的顽固性咳嗽，类似百日咳样咳嗽。有的孩子可能会伴有喘息表现，以 0 ~ 3 岁的婴幼儿多见。长时间出现咳嗽等不适无疑会让家长感到焦虑和担忧。

总之，孩子感染肺炎支原体后，具体症状出现的时间顺序并不固定，可能会有重叠或者跳过某些症状的情况，这与个人体质和感染程度有关。

（吴越　徐晓琳）

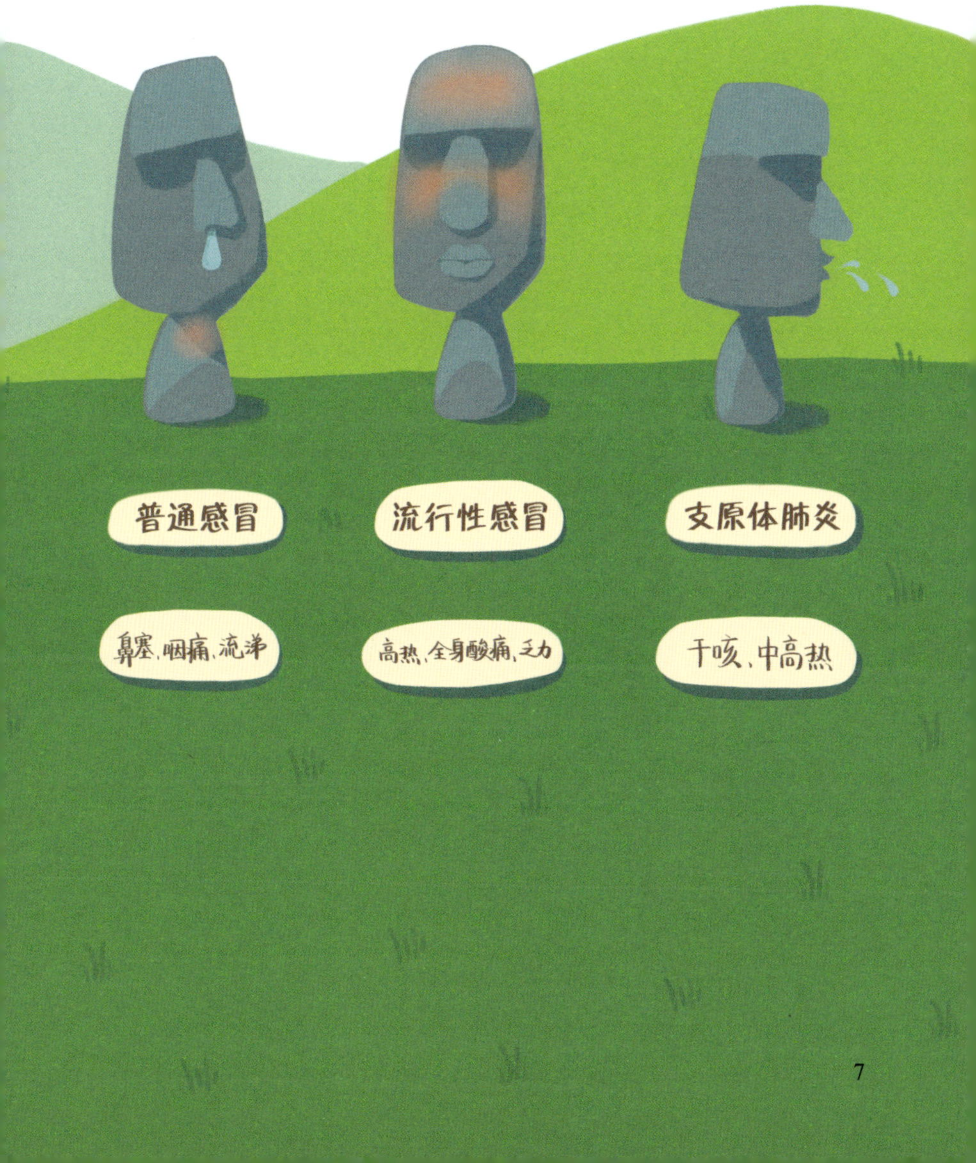
普通感冒
鼻塞、咽痛、流涕
流行性感冒
高热、全身酸痛、乏力
支原体肺炎
干咳、中高热

如何区分肺炎支原体肺炎、普通感冒、流行性感冒

肺炎支原体肺炎、普通感冒、流行性感冒都可能表现出发热、咳嗽、鼻塞、流涕等症状，因此，准确区分并进行早期的鉴别诊断很重要。一方面，可以通过医疗机构完善抗原或者核酸检测来明确病原学诊断；另一方面，也可以通过典型症状及高发季节等因素来辅助判断。

普通感冒

普通感冒是一类病毒感染性疾病，是人们就诊时常见的疾病之一，全年皆可发病。鼻病毒感染是最常见的原因，占30%～80%。这种感冒的症状相对较轻，包括鼻塞、流涕、咽痛，有时伴有轻微发热，多可在4～10天自愈。

流行性感冒

流行性感冒简称“流感”，是由流行性感冒病毒引起的一种传染性强、传播速度快的急性呼吸道疾病，在我国属于法定报告的丙类传染病。每年可引起季节性流行，在我国北方高发于冬春季，在南方高发于冬春季和夏季。目前，感染人的流行性感冒病毒主要是甲型和乙型。流行性感冒可骤然起

病，全身症状较重，以高热（可达 39～40℃，伴畏寒或寒战）、全身酸痛、明显疲劳乏力等症状为主。婴幼儿因不能表达，可能会出现精神萎靡、吃奶不好和少动等症状。

肺炎支原体肺炎

与普通感冒和流行性感冒不同，肺炎支原体肺炎是由肺炎支原体感染引起的肺部炎症，其主要临床表现包括发热、咳嗽，同时可伴有头痛、流涕、咽痛、耳痛等症状，发热以中高热为主。咳嗽往往较为剧烈，表现为刺激性干咳。部分儿童可有喘息表现，尤其在婴幼儿中较为常见。

肺炎支原体肺炎是社区获得性肺炎最常见的类型，通常为轻症，不需要卧床休息或住院治疗，因此也被称为“行走的肺炎”。如果儿童出现发热，家长首先需要观察其精神状态。若其精神状态好同时饮食佳，可以在家中对症处理并居家观察。如果儿童发热超过 3 天，精神状态很差、频繁咳嗽影响正常生活、呼吸频率增快、呼吸困难、心动过快等症状出现时，一定要尽快就医，进行病情评估和对症处理。

以上这些要点虽然可以帮助大家更全面地认识这三种疾病的特点，但是要想更好地进行鉴别诊断，还是需要依靠专业的医生。在我们把握不准确的时候，一定要及时就医。

（曾娜　吴越）

为什么肺炎支原体偏爱儿童

肺炎支原体偏爱儿童主要与儿童的生理特点和环境因素有关。

● 免疫系统发育不成熟

儿童的免疫系统尚未完全发育成熟，抵抗力相对较低。这使儿童在面对肺炎支原体等病原体侵袭时，更容易受到感染。

● 人群密集与个人卫生习惯

1. 人群密集　儿童常集中在学校、幼儿园、游乐场等人群密集又相对密闭的环境中，这种环境增加了肺炎支原体传播的机会，使其更容易受到感染。

2. 个人卫生习惯　儿童尚未建立良好的个人卫生习惯，主要体现在两个方面：一是没有养成勤洗手的习惯，二是缺乏咳嗽礼仪（如在咳嗽、打喷嚏时未使用纸巾或手肘遮挡）。这些疏漏为肺炎支原体通过飞沫或接触传播创造了条件。

呼吸道结构的特殊性

儿童的呼吸道相对较短、较窄，这种结构特点使肺炎支原体等病原体更容易侵入肺部并引起感染。

总之，肺炎支原体偏爱儿童的原因主要包括免疫系统的发育不成熟、经常在人群密集场所、个人卫生习惯不良以及呼吸道结构的特殊性等因素。为了预防儿童肺炎支原体肺炎的发生，家长和教育工作者应加强其个人卫生教育，提高自身抵抗力，并注意保持室内空气流通和清洁。同时，在肺炎支原体流行季节，应尽量避免带儿童前往人群密集的场所，以降低感染的风险。

（梁轶群　吴越）

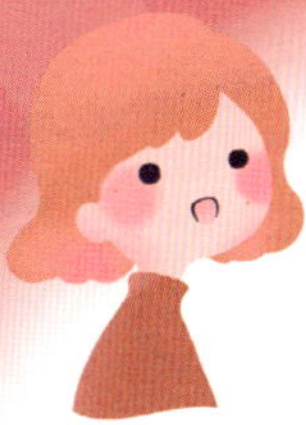

第二章

早预防早诊断，为儿童筑起健康防线

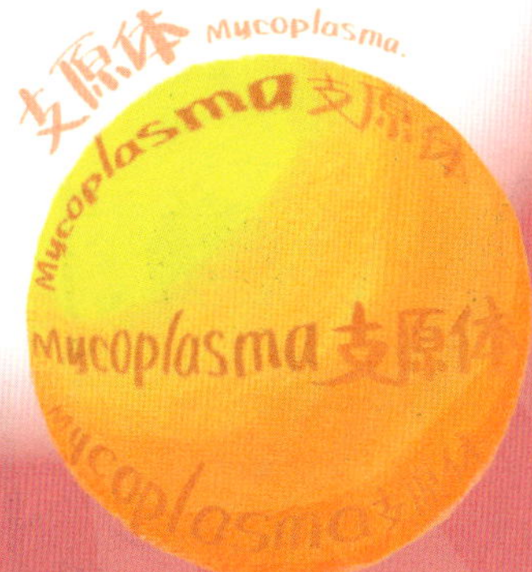

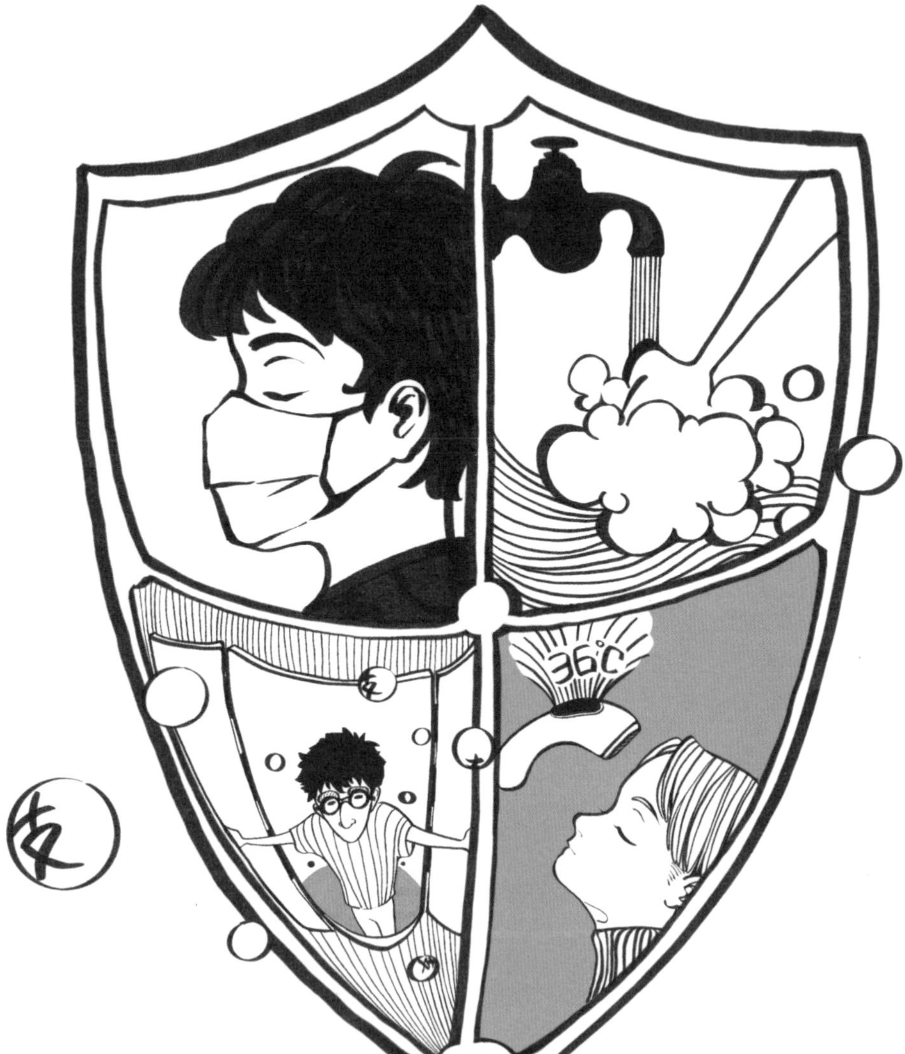
36°C
支

是否有疫苗或者药品可以帮助儿童免受肺炎支原体感染

迄今为止，针对肺炎支原体感染，尚未研发出有效的预防药物或疫苗。

疫苗的工作原理，好比为人体免疫系统上演一场逼真的军事演习：通过引入灭活或减毒的病原体，让免疫系统提前预演战斗。这样一来，当真正的敌人（病原体）入侵时，免疫系统就能凭借记忆快速反应，一举将其消灭。

肺炎支原体是已知能够在无生命培养基上生长的最小病原体，具有多种不同的亚型和血清型，并且拥有特殊的生命周期和生长需求，这些特点为疫苗研发带来了相当大的挑战。其实，肺炎支原体感染有一定的自限性，意味着即便不采取治疗措施，病情也有可能自行好转，这降低了人们对肺炎支原体疫苗的迫切需求。

对于肺炎支原体感染的治疗，主要依赖于能够杀死或者阻止其生长的药物，从而控制感染。虽然目前尚无药物或疫苗可以有效预防肺炎支原体感染，但通过一系列非药物干预措施，包括个人防护、环境措施、社会措施及旅行限制等，我们仍然可以有效预防肺炎支原体的感染和传播，具体建议如下。

1. 如长时间进行室内活动，需要保持良好的空气质量，注意开窗通风。天气条件允许时，每天自然通风2次或3次，每次不少于30分钟；使用空调系统的环境通风次数应为2次/小时。

2. 在呼吸道感染流行季节，尽量不到人群密集场所，建议儿童保持1米以上的社交距离。年龄≥6岁的儿童可自行佩戴口罩；3～6岁儿童需要在成人持续照护下佩戴口罩；不建议3岁以下的儿童佩戴口罩。当出现咳嗽、打喷嚏时，应用纸巾做好遮掩并及时洗手。

3. 多饮水、勤洗手，注意健康饮食，保持充足休息和适当锻炼，保证良好的免疫状态。

总之，目前尚无预防肺炎支原体感染的药品或疫苗。儿童感染肺炎支原体后不会获得永久性免疫，仍存在再次感染的风险。肺炎支原体与其他呼吸道病原体一样，主要通过呼吸道途径传播。因此，增强个人卫生意识和采取防护措施是预防感染的关键。

（于菲菲　吴越）

健康加油站

什么是疫苗

疫苗是一种用于预防传染病的生物制剂，其主要成分是经过减毒或灭活的特定病原体。接种疫苗相当于一次安全的预演，能刺激机体产生特异性免疫应答（包括抗体），并形成免疫记忆。当机体再次接触同种活病原体时，免疫系统便能被迅速激活，发挥高效的保护作用，从而防止感染或减轻临床症状。

医生如何诊断肺炎支原体感染

医生诊断疾病就像警察破案一样，需要收集相关线索，并对这些线索进行细致的分析与评估，来确定是不是肺炎支原体在“捣乱”。这些线索可能涵盖病史采集、症状观察、体格检查、实验室检测以及影像学检查等。

• 病史询问和症状观察

医生会询问家长或者孩子一系列问题，比如最近家里是否有家庭成员出现感冒、发热或咳嗽的症状？孩子主要有哪些症状，持续了多长时间？肺炎支原体感染在家庭内有一定的聚集性，其主要症状是发热和咳嗽。发热以中高热为主，持续高热者预示病情较重；咳嗽的初始症状是阵发性干咳，可以持续 1 ~ 4 周。也有的孩子会出现胸痛、咽痛和头痛等症状。部分婴幼儿还可能出现喘息表现。

• 体格检查

医生会用压舌板和手电筒查看孩子咽喉的红肿情况，用听诊器听听肺部情况。肺炎支原体感染时，肺部早期体征可不明显，随着疾病进展，可出现呼吸音降低和干、湿性啰音等异常体征。

• 实验室检查

抽血进行血清学检测和取鼻、咽拭子进行病原学检测是诊断肺炎支原体感染的常用实验室检查方法。

• 影像学检查

如果医生怀疑孩子患有肺炎支原体肺炎，可能会建议完善胸部 X 线或 CT 检查，看看肺部是否有感染迹象。

所以，诊断是一个相对复杂和专业的过程。在医院就诊过程中，医生会通过上述检查和诊疗依据，结合儿童的具体症状进行综合判断，从而制订合理的治疗方案。家长们千万不要给孩子自行诊断，以免耽误病情。

（李廷昱　吴越）

儿童肺炎支原体感染有哪些实验室诊断方法

当儿童出现肺炎支原体感染时，需要通过实验室检查来辅助诊断，其方法涵盖了一般检查、病原学和血清学检测、肺炎支原体的耐药性检测等多个方面。这些实验室检验结果对于儿童肺炎支原体感染的诊治具有重要指导意义。

• 一般检查

一般检查主要包括血常规、C 反应蛋白、乳酸脱氢酶、D- 二聚体、血清铁蛋白、细胞因子等。医生通常根据诊治需要，选择其中某项或者多项。

• 病原学和血清学检测

病原学和血清学检测包括肺炎支原体核酸检测、抗体测定、抗原直接测定和肺炎支原体培养。

1. 核酸检测包括对肺炎支原体 DNA 或 RNA 的测定，灵敏度和特异性均高，适用于早期诊断。RNA 检测灵敏度和准确性更优于 DNA 检测，其结果还可用于评估感染的严重程度、药效和转归等，是目前早期快速诊断、判断疗效最好的检查方法。

2. 抗体测定适合门诊、急诊快速筛查，因 IgA、IgM、IgG 抗体开始升高和持续时间不同，可能出现假阳性和假阴性，三者结合起来进行结果判读更准确。

3. 抗原检测是通过抗原抗体反应检测肺炎支原体特定抗原，特异性高，但敏感性低。阳性结果需要样本菌落数达到一定数量级才能检出，因此易造成假阴性结果。

4. 细菌培养虽然为金标准，但培养需要特殊条件且生长缓慢，难以用于日常临床诊断。

● 肺炎支原体的耐药性检测

肺炎支原体的耐药性检测包括药物敏感性试验和大环内酯类抗菌药物耐药基因检测。

1. 药物敏感性试验需要培养出肺炎支原体，再使用固定培养阳性的菌落进行抗菌药物最低抑菌浓度测定，这是确定肺炎支原体耐药的“金标准”，但在临床工作中很难开展。

2. 耐药基因检测虽能提供耐药性的信息，但其结果与临床疗效之间可能存在不完全吻合的情况。因此，医生需要结合儿童用药后的实际反应，对检测结果的意义进行综合评估。

总之，对于儿童肺炎支原体感染的实验室诊断，医生需要综合运用多种方法以确保诊断的准确性和及时性。

（邓冬梅　吴越）

健康加油站

实验室诊断方法

实验室诊断方法在疾病诊断过程中扮演着至关重要的角色，就像是医生手中的放大镜和侦探工具，帮助他们在微观世界中找到疾病的蛛丝马迹，从而告诉我们身体里发生了什么变化。

就诊时，医生在经过仔细的病史采集和体格检查后，有时会开具一些化验单，包括血常规、凝血功能等血液学检验；肝功能、肾功能、血脂、血糖等生化检验；肺炎支原体抗体等免疫学检验；基因检测、PCR等分子生物学检验；以及针对特定病原体的微生物学检验等。这些化验单所对应的就是实验室检查。实验室检查通过对取自人体的物质开展微生物学、免疫学、生物化学、遗传学和细胞学等方面的分析，为疾病预防、诊断、病情监测以及治疗效果评估等提供重要信息支持。

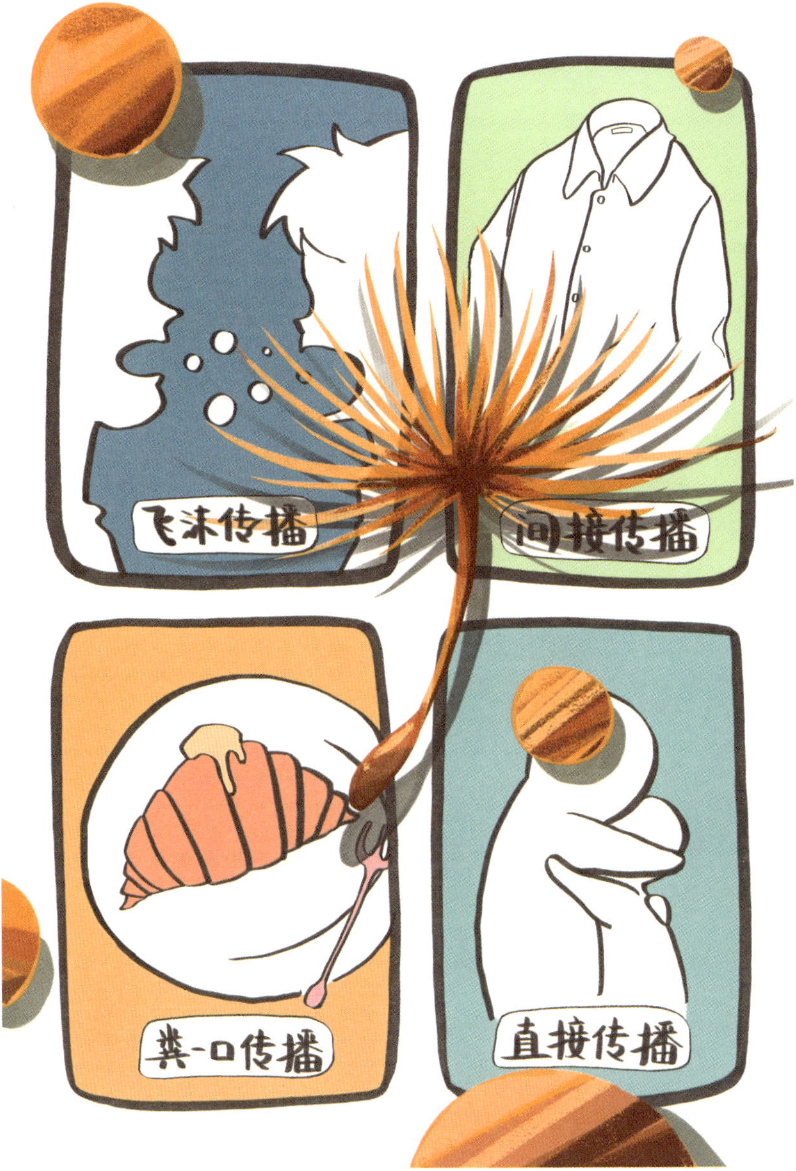
飞沫传播
间接传播
粪-口传播
直接传播

肺炎支原体是如何传播的

由于肺炎支原体能在体外独立存活，其传播方式除了主要的呼吸道飞沫传播，还包括直接接触、间接接触、粪 - 口途径和空气气溶胶等多种传播方式。肺炎支原体暴露后的潜伏期为 1 ~ 3 周，潜伏期至症状缓解数周内均有传染性。

- 呼吸道飞沫传播

如果儿童不小心感染了肺炎支原体，那么在咳嗽、打喷嚏或者说话的时候，肺炎支原体都会随着呼吸道飞沫一起飞到空气中。这些飞沫就像蒲公英的种子，可以在空气中飘散，然后降落在其他人的鼻子、嘴巴或者眼睛里。一旦降落，肺炎支原体就会悄悄进入新的“领地”，开始在新的宿主体内捣乱。通过这样的方式，肺炎支原体在人与人近距离接触的过程中，实现人群的传播。因此，在家庭、社区、学校等人员聚集场所，肺炎支原体有着较强的传染性，往往容易出现聚集性感染。特别是在家庭环境中，累积患病率接近 90%。

- 直接接触传播

肺炎支原体还可以通过直接接触传播，如握手、拥抱等，或者直接接触了患者的分泌物，如痰液、鼻涕等。

• 间接接触传播

如果接触了患者的衣物、玩具、餐具等物品，也可能会通过间接接触感染病原体，但这种概率较小。

• 粪-口传播

肺炎支原体可以通过粪便排出体外，如果粪便污染了食物和水，会经由食物、水或其他途径再次进入人体，导致感染。在某些情况下可能发生，但不是主要的传播方式。

• 空气气溶胶传播

在密闭空间中，肺炎支原体可以通过空气中的微小颗粒传播，这些颗粒可以在空气中悬浮较长时间，被其他人吸入从而感染。

总之，肺炎支原体的传播途径是多样的，了解这些传播途径有助于我们采取有效的预防措施，如勤洗手、戴口罩、保持社交距离、养成良好的咳嗽礼仪、集体或家庭内个人物品不混用等，均有助于减少感染的风险。同时，保持室内空气流通和避免去人多拥挤的场所，也有助于降低感染的风险。

（郭春霞　吴越）

感染肺炎支原体后，体内会出现哪些抗体

当病原体入侵人体时，身体的免疫系统便会启动一系列复杂的防御机制来对抗这些入侵者。在这个过程中，身体会产生不同类型的抗体，如 IgM、IgG、IgA、IgE、IgD 等。它们各自扮演着不同的角色，共同构成了免疫系统的多维防线。在肺炎支原体感染的情况下，IgM、IgA 和 IgG 抗体是较为常见的。

- 肺炎支原体 IgM 抗体（MP-IgM）

它们是在感染肺炎支原体的初期产生的第一批抗体，就像是第一批赶到前线的勇士。一般在感染后的 4 ~ 5 天出现，可作为肺炎支原体早期感染的诊断指标。需要注意的是，如果在感染特别早期的时候，MP-IgM 未产生或血液中抗体的浓度很低，就会导致阴性结果。因此，阴性结果并不能排除肺炎支原体感染的可能性。体内 MP-IgM 在 2 ~ 3 周达到高峰，第 4 周时下降，2 ~ 3 个月后降至最低。

- 肺炎支原体 IgA 抗体（MP-IgA）

它们由 MP-IgM 抗体转换而来，在肺炎支原体感染早期迅速上升，在体内的变化趋势与 MP-IgM 基本一致。主要分

布在黏膜表面，通过阻止肺炎支原体黏附在呼吸道上皮细胞、激活补体系统和增强吞噬作用等方式，防止肺炎支原体穿过黏膜屏障，是黏膜免疫的重要组成部分。如果儿童体内 MP-IgA 在 1～3 个月内持续保持较高水平，则提示可能经历了再次感染。

- 肺炎支原体 IgG 抗体（MP-IgG）

它们在体内出现的时间较 MP-IgM 和 MP-IgA 晚，通常在感染后 14 天左右出现，第 5 周时达到峰值，比 MP-IgM 要晚约 2 周。它们在体内存在的时间较长，可以持续数月，甚至数年，可作为肺炎支原体既往感染的指标。

以上这些抗体能够帮助人体在未来再次遇到肺炎支原体时更快地识别和消灭它，但是不能提供终身免疫。也就是说，即便人体在感染肺炎支原体后产生了 IgM、IgA 和 IgG 等抗体，这些抗体也未必能够彻底防止肺炎支原体的再次侵袭。所以，我们需要引导孩子通过保持良好的卫生习惯和健康的生活方式来抵御肺炎支原体的感染。

（郭春霞　吴越）

健康加油站

什么是抗体

抗体又称“免疫球蛋白（immunoglobulin，Ig）”，由B细胞分化成的浆细胞所产生，是免疫系统中的特种蛋白质，帮助人体识别和中和入侵的病原体，如细菌、病毒和寄生虫等。它们就像身体里的战士，能够精准识别并绑定到病原体的特定部分，与抗原发生特异性结合。

抗体分子通常由四条链组成，两条重链和两条轻链。这些链折叠成特定的形状，使抗体能够特异性地识别抗原。典型结构呈Y字形，是自然选择的精妙结果，就像一把钥匙，去打开特定的锁。在抗体Y字形两个臂膀的一端，是抗原结合片段——Fab段，能够灵活捕捉并紧紧抱住抗原。Y字形的另一端基底部分是Fc段，负责与免疫系统的其他成员沟通和协作，参与抗体的其他功能。

一旦锁定目标，抗体便能通过多种方式发挥作用：或直接使毒素失效，或在病原体上做好“标记”方便友军吞噬，或激活补体在目标上“打孔”，乃至释放集结信号召集更多免疫细胞前来助战。

肺炎支原体流行时，孩子是否可以上学

可以。

首先，肺炎支原体在暴发流行期间，所有年龄段的儿童都有可能被感染。肺炎支原体主要通过呼吸道飞沫和直接接触来传播。肺炎支原体感染的潜伏期为 1 ~ 3 周，潜伏期内至症状缓解数周均有传染性，即患病人群和携带者都可长时间具有传染性。这就意味着即使待在家里不上学，也可能在社区、家中等环境内被传染。

其次，大部分感染肺炎支原体的孩子可能只会出现轻微的咽炎和支气管炎，通常只有 10% ~ 40% 会发展为肺炎。对于肺炎支原体肺炎，也不用担心，阿奇霉素、克拉霉素及多西环素等药物都可以帮助人体打败肺炎支原体。

最后，虽然人类现在还没有办法通过疫苗接种来预防肺炎支原体感染，但可以通过养成良好的卫生习惯和生活方式来保护自己。比如尽量避免去人员密集的公共场所，如果要去，注意正确佩戴口罩；勤洗手，保持双手的洁净；勤开窗，保持室内通风；均衡饮食、保证充足睡眠、适当运动；避免接触有感染症状的患者。

总之，即使在肺炎支原体流行时，只要我们采取适当的预防措施，孩子是可以去上学的。

（毛金校　吴越）

反复感染肺炎支原体，是因为儿童免疫力低吗

传统观念常将儿童易受感染归咎于免疫力低下，但这其实是一种普遍的误解。儿童的免疫系统并非“不健全”或“能力不足”，而更像是一支亟待学习和积累经验的新兵部队。

与成人相比，儿童的免疫系统是“无经验”，而非“有缺陷”。它因尚未接触过足够多的病原体，未能建立起全面的“免疫记忆库”。正如我们不能要求一个孩童具备成人般的处事能力，同样也不应期望他们的免疫系统能像久经沙场的成人免疫系统那样迅速高效地应对所有病原体。

免疫系统的成长，正是一个不断学习和历练的过程。每一次接种疫苗，每一次对抗感染，都是在为这支“新兵部队”提供宝贵的实战演习，从而建立起强大的免疫记忆。这个过程就像一个微型社会在逐步构建：免疫细胞在不断接触各种病原体（抗原）后，会逐渐分化、分工，最终形成各司其职的“专业人士”，共同维护身体的健康与稳定。

因此，孩子反复出现呼吸道感染，往往是其免疫系统在不断接触外界病原体，逐步完善自身防御能力，而非简单的“免疫力低下”。

请家长们不必过度焦虑，更不要轻易给孩子贴上“免疫力差”的标签。一个健康的足月新生儿，在母乳喂养等有利条件下，完全有能力应对成长中的大多数挑战。

（徐晓琳　吴越）

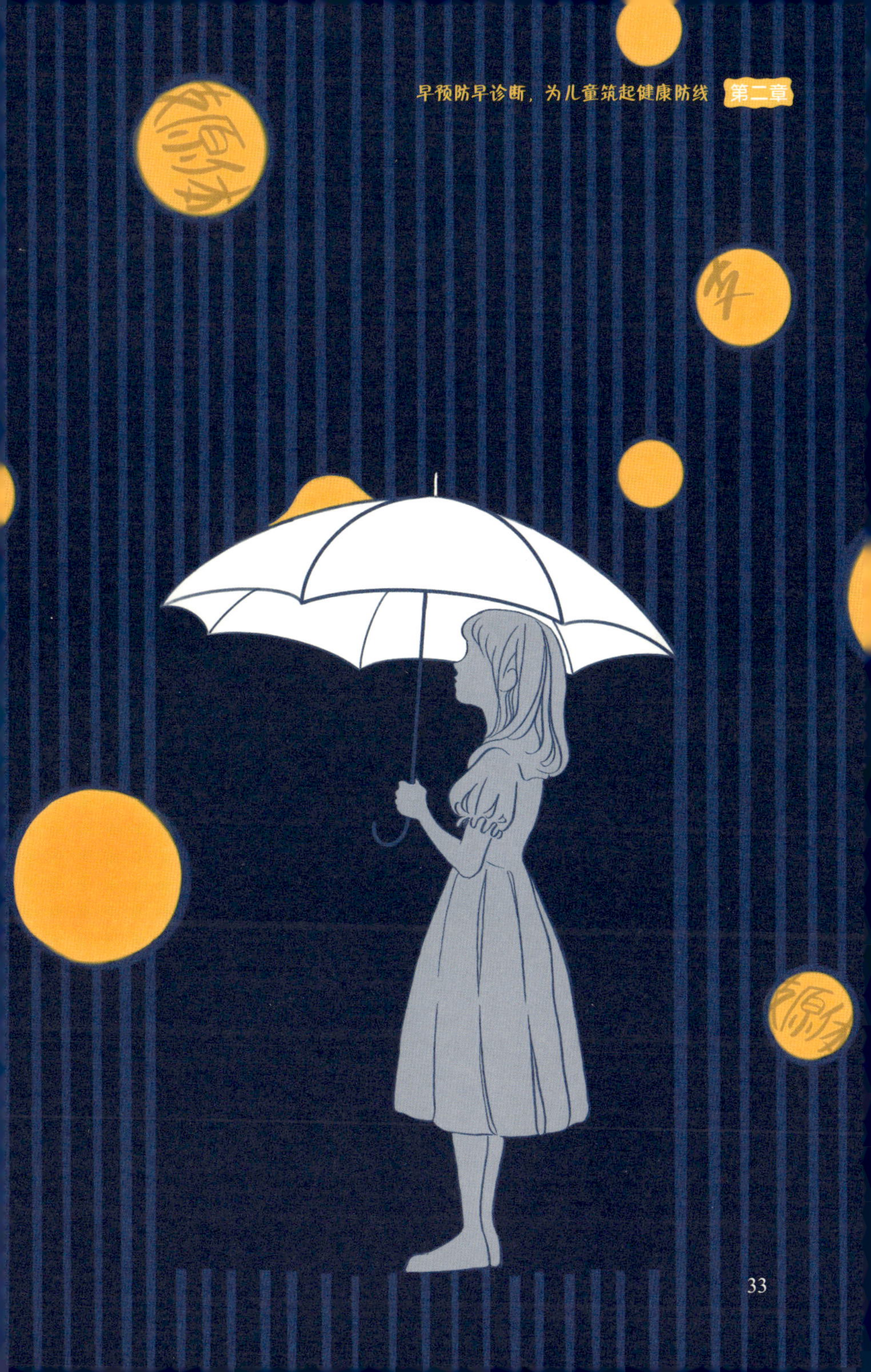

肺炎支原体暴发流行时，孩子在学校如何做好防护

肺炎支原体喜欢在空气中“旅行”，看到小朋友们在学校里快乐地玩耍，它也想凑热闹。家长们应该教会孩子一些防护技巧，帮助他们在肺炎支原体流行季更好地保护自己。

- 洗手超级英雄

每次进食前后、上完卫生间后或者从户外回到教室里，都要注意洗手，减少肺炎支原体藏匿于手上。

- 口罩面具超人

如果孩子在学校无法保持 1 米以上的社交距离，那么 6 岁及以上的儿童可以独立、正确地佩戴口罩；3 ~ 6 岁的幼儿，可以在成人的持续监护和指导下佩戴口罩；对于 3 岁以下的婴幼儿，通常不建议佩戴口罩。

- 咳嗽喷嚏绅士

咳嗽或者打喷嚏的时候，要像绅士一样注重礼仪，用纸巾或者手肘遮住口鼻，挡住肺炎支原体飞到空气中。

- 通风透气能手

在教室里，老师和小朋友们要记得经常打开窗户，让新鲜空气进来，吹走或者稀释藏在空气中的肺炎支原体。

- 消毒清洁卫士

老师和学校的工作人员应注意定期用消毒液清洁教室、桌椅和玩具，要像小卫士一样保护小朋友们学习和活动的乐园。

- 观察细心侦探

老师和小朋友们要像侦探一样敏锐地发现身边发热、咳嗽的小朋友，并告诉其家长及时带去医院治疗。

- 健康绿色达人

吃得好、睡得好、适度运动，才能让我们的身体更加强壮，更好地抵御肺炎支原体感染。

通过掌握以上防护技巧，相信小朋友们可以在学校里更加安全、开心地玩耍。一定要牢记，我们每个人都是自己健康的第一责任人！

（秦广东　吴越）

儿童肺炎支原体肺炎有哪些影像学诊断方法

当儿童感染了肺炎支原体需要进行影像学检查来辅助诊断时，可供选择的影像学诊断方法有胸部X线、CT和超声等检查。下面我们就来详细聊聊它们各自的优缺点。

• 胸部X线检查

胸部X线检查是诊断肺炎支原体肺炎的重要依据之一，其优点在于与胸部CT扫描相比，胸部X线检查的辐射量较低，缺点在于假阴性率稍高。

对于病情较轻、一般情况良好的儿童，此检查方法可作为首选。

• 胸部CT扫描

作为诊断本病最敏感的影像学手段，胸部CT能精确评估肺部病变的形态、范围、分布及严重程度，对于预后判断、识别气道/肺发育畸形、发现并发症及指导后续治疗具有不可替代的作用。

鉴于电离辐射对儿童的潜在风险，胸部 CT 不应列为常规筛查或首选方法。其应用需要严格掌握指征，主要适用于临床疑似重症、出现肺外并发症、初始治疗无效或病情急剧恶化的患儿。

● 肺部超声检查

优点　安全无辐射、价格低并可多次检查。对于胸膜下肺实变的敏感性及特异性均高于 X 线检查，同时可检测出肺炎的并发症，如坏死性肺炎及胸腔积液等。在减少放射线暴露的同时，可动态观察患儿的病情变化，为调整治疗方案提供依据。

缺点　超声检查有盲区，对于骨遮挡及远离胸膜下的病变显示不清楚，所以诊断通常需要结合临床表现和胸部 CT 检查。

总之，每种检查方法均具有其特定的优势与局限性，医生会根据患儿的年龄、病情、近期是否反复接受过辐射检查及家长意愿等情况，综合考虑并选择最适宜的检查方式，家长一定要积极配合医生。

（郭彬彬　吴越）

健康加油站

影像学诊断方法

影像学诊断方法是一种利用各种成像技术来观察和分析人体内部结构和功能的医学手段，俗称“拍片子”，它如同为医生装上了一双透视眼，能够无创地探查体内状况，为发现肿瘤、骨折或器官异常等疾病提供关键依据。

常见的影像学技术包括 X 线、计算机断层扫描（CT）、磁共振成像（MRI）、超声检查、正电子发射断层扫描（PET）等。它们各有优势，例如 X 线便于快速检查骨骼，CT 能提供更精细的断层图像，而 MRI 对软组织的显示尤为清晰。

关于家长们关心的辐射问题，我们可以理性看待：在医疗诊断中，X 线与 CT 确实会利用电离辐射，但其剂量都经过严格优化与控制，并遵循“尽可能低”的原则。一次检查的辐射暴露通常远低于危险水平，其带来的诊断价值远远大于其微小的潜在风险。医生在为儿童选择检查时极为审慎，永远会将获益放在首位。

因此，这些技术整体上是安全可靠的，是帮助孩子明确诊断、恢复健康的重要工具。

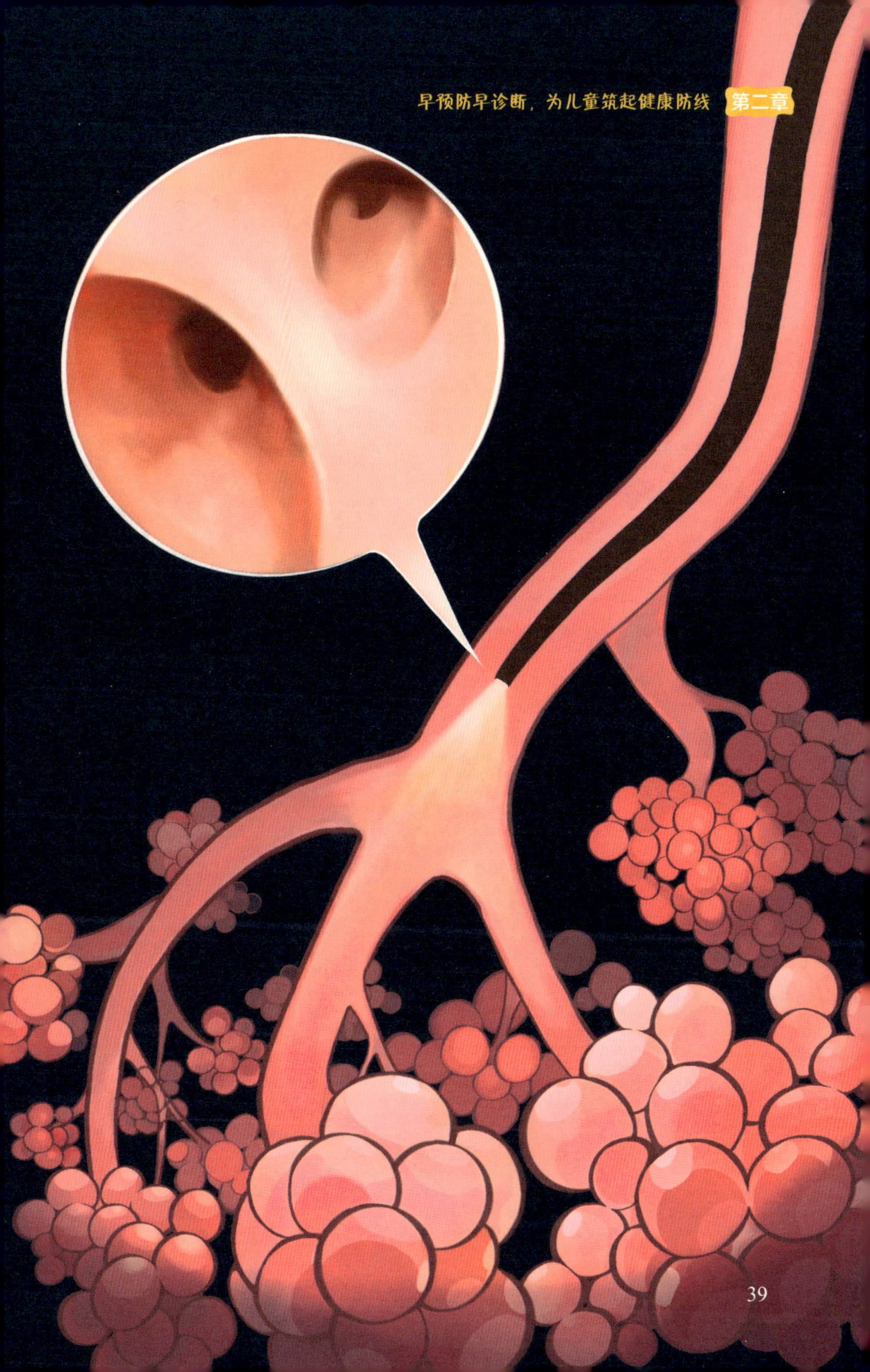

什么是支气管镜检查

支气管镜检查是一种内窥镜检查方法，通过这种方法，医生可以直接观察和评估支气管及肺部的健康状况。支气管镜就像是一个微型的望远镜，能够深入肺部，帮助医生看到无法用肉眼观察到的区域。下面我们就来详细了解一下它。

主要功能

支气管镜在诊断方面发挥着重要作用。首先，医生可以通过支气管镜观察气道的内部情况，识别出炎症、肿瘤或异物等异常情况。其次，支气管镜在活检过程中也具有关键作用，医生可以通过它采集组织样本，进行实验室分析，以确定病变的具体性质。除此之外，支气管镜还可用于某些治疗程序，如清除气道内的阻塞物、止血、放置支架或进行激光治疗等。

工作方法

支气管镜是一种又细又长的软管，一端有光源和摄像头。该器械可以通过口腔、鼻腔进入人体的下呼吸道，观察肺叶和支气管的异常情况。在进行支气管镜检查之前，儿童通常会接受局部或全身麻醉，以减少不适。然后，医生会将支气管镜通过口腔或鼻腔导入，慢慢地送入气管和支气管。当支气管镜到达预定位置后，医生就可以通过监视器看到镜下所呈现的实时图像。整个检查过程通常会持续 15 ~ 30 分钟，具体时间取决于检查的复杂程度。

• 安全性

支气管镜是一种相对安全的检查，总体风险较低。检查后，儿童可能会出现短暂的咽喉不适、咳嗽或声音嘶哑，部分可能有轻度发热或少量痰中带血，这些反应通常轻微且会自行缓解。为此，整个检查过程中，医疗团队将全程密切监测儿童的生命体征，并备有完善的预案，能够及时应对处理，全力确保操作安全。对于需要此项检查的儿童而言，其诊断价值远高于这些可控的潜在风险。

总之，支气管镜检查就像医生的透视眼，帮助他们看到人体肺部的详细情况，从而更好地诊断和治疗肺部疾病。

（郭彬彬　吴越）

什么情况下医生会建议给儿童进行支气管镜检查来帮助诊疗

当儿童出现不明原因的慢性咳嗽、迁延不愈的肺炎等疾病时，或医生怀疑其喉部或咽部存在气道畸形、软化或异物吸入等情况时，通常会建议进行支气管镜检查来帮助诊断和治疗。

- 肺部感染性疾病

医生经常规治疗肺部感染疗效不佳和常规检查后病原不明，怀疑有特殊病原体感染、混合病原体感染或耐药菌感染，以及需要机械通气的重症肺炎和医院内感染肺炎等情况，可能会考虑通过支气管镜检查来获取下呼吸道标本，进行微生物学和细胞学检查。

- 不明原因的慢性咳嗽和反复呼吸道感染

这种情况可能是由哮喘、异物、胃食管反流和气管发育异常等多种因素引起的，医生会考虑通过支气管镜检查来进行鉴别诊断。

● 下呼吸道内生性异物

出现下呼吸道分泌物堵塞、黏液栓堵塞、肺不张、局部或广泛性支气管堵塞、血凝块等，可通过支气管肺泡灌洗术清除。

● 其他

除此以外，支气管镜检查还可以在儿童咯血、气道占位、气道异物取出等方面进行应用。

随着支气管镜诊疗技术的迅猛发展，在儿童呼吸系统疾病中应用越来越广泛。医生会根据具体疾病情况和需要，选择最合适的支气管镜检查方法。

（陈冠儒　吴越）

儿童在进行支气管镜检查时如何麻醉

支气管镜检查是一种侵入性操作，对气道黏膜有刺激性，可能会引起儿童不适、焦虑和恐惧情绪。因此，一方面要确保检查过程中的舒适度和安全性，避免疼痛体验，维护儿童心理健康，从而增强其对于支气管镜操作的耐受性与依从性；另一方面为了使儿童的肌肉松弛，方便医生能够顺利操作，最大限度地防止操作过程中发生损伤和意外风险，通常需要对儿童进行麻醉。

目前，针对儿童进行的支气管镜检查，普遍采用两种麻醉方式，即“边麻边进”和全身麻醉。

“边麻边进”是通过两步来实现的：第一步，用麻醉喷雾局部麻痹咽喉，让儿童感觉不到镜子通过时的不适；第二步，使用镇静药物让儿童进入浅睡眠状态，消除恐惧感，安静配合检查。整个过程中，麻醉医生会全程监护，确保万无一失。

全身麻醉根据通气方式的不同，分为静脉复合全身麻醉、喉罩通气全身麻醉、气管插管全身麻醉和高频通气全身麻醉。具体选择哪种麻醉方式，应综合考虑儿童的年龄、病情特点、进镜方式和要求、安全性和舒适性，以及可利用的设备和人员配置等因素。

（陈冠儒　吴越）

儿童在进行支气管镜检查时的注意事项

支气管镜检查在儿童呼吸领域中应用较广泛，对呼吸系统疾病的诊断与治疗是一项成熟且相对安全的操作。为确保检查顺利进行，最大限度保障儿童的安全与舒适，请家长了解并配合以下分阶段注意事项。

• 术前注意事项

1\. 术前准备：全面的医学评估　为确认儿童能否安全耐受检查，医生会进行全面的术前评估，所需的检查项目包括以下内容。

（1）血清学检查：乙型肝炎、丙型肝炎、人类免疫缺陷病毒（HIV）、梅毒抗体。

（2）影像学检查：胸部 X 线摄片或胸部 CT 扫描。

（3）常规与功能检查：血常规、凝血功能、血型、肝肾功能、心电图。必要时会加做肺功能检查。

2\. 禁食禁水　为防止胃内容物反流导致窒息或吸入性肺炎，检查前必须严格执行禁食禁水规定。

（1）清饮料（如水、无渣果汁）：至少禁食 2 小时。

（2）母乳：至少禁食 4 小时。

（3）牛奶、配方奶、淀粉类固体食物（如面包、米饭）：至少禁食6小时。

（4）油炸、高脂肪及肉类固体食物：至少禁食8小时。

对于婴儿及新生儿，为避免低血糖，禁食2小时后可在病房内通过静脉输注含糖液体。

- 术中安全监护

检查将在专门的内镜中心进行。整个过程由经验丰富的医疗团队协作完成，麻醉医生会全程监测儿童的心率、血压、呼吸及血氧饱和度等生命体征，确保操作在安全可控的环境下进行。

- 术后护理要点

1. 复苏与观察　检查结束后，儿童将被送至复苏室，由专业人员看护直至麻醉清醒，随后返回病房。

2. 保持呼吸道通畅　可让儿童头部稍后仰，用枕头垫高肩颈部，保持气道通畅。若为局部给药治疗，请按医嘱保持特定体位（如侧卧位）。

3. 密切观察病情　注意儿童是否有呼吸困难、剧烈咳嗽、发热、胸痛或咯血等情况，如有异常请立即告知医护人员。

4. 饮食管理　术后需要继续禁食、禁水 2～3 小时。之后可先试饮少量温水，若无呛咳，可逐渐过渡到温凉的半流质食物（如稀饭、面条汤），遵循“少量多餐”原则，避免过硬、过烫及刺激性食物。

5. 活动安排　检查后 24 小时内应避免剧烈运动和抬重物，保证充分休息。

通过了解和掌握以上注意事项，就可以尽可能地增加儿童进行支气管镜检查时的安全性和舒适性，为儿童的健康保驾护航。

（陈冠儒　吴越）

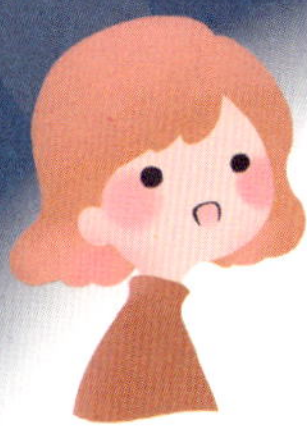

第三章

走向康复：治疗管理与家庭照护

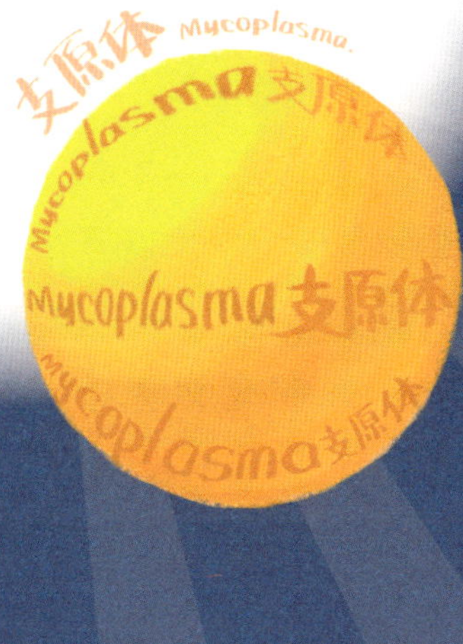

肺炎支原体感染的用药原则是什么

儿童肺炎支原体感染是一种常见的呼吸道感染，用药需遵循安全、有效、合理的原则，根据儿童的具体情况选择合适的抗生素种类和剂量，辅以必要的对症治疗。

- 抗生素的选择：分级序贯，严控禁忌

大环内酯类抗生素是首选，如阿奇霉素、红霉素等，这些药物对肺炎支原体有较好的抗菌活性。若怀疑或确认存在大环内酯类药物耐药，且病情较重，医生会在严格评估利弊后考虑使用其他类药物：如四环素类（如多西环素）或喹诺酮类（如左氧氟沙星）。

需要注意的是，四环素类药物可能会影响儿童牙齿的颜色，因此不宜用于 8 岁以下儿童。喹诺酮类药物可能对骨骼生长产生影响，通常不推荐用于 18 岁以下儿童。使用这些药物须遵循医嘱并评估风险。

● 用药剂量与疗程：精准足量，杜绝复发

根据儿童的体重、年龄及病情，精确计算抗生素的剂量，确保治疗的有效性并减少副作用的发生。同时疗程需足够，一般需要连续用药 2 ~ 3 周或更长时间，即使症状提前缓解，也不应随意停药，以防病情复发。

● 对症治疗：缓解不适，促进康复

除抗生素治疗外，还需要针对儿童症状进行对症治疗，如使用退热药、止咳药或平喘药来缓解发热、咳嗽、气喘等症状。若孩子病情严重，出现强烈的炎症反应或呼吸困难，医生可能会短期采用糖皮质激素来快速控制炎症，甚至在发生呼吸衰竭时，动用机械通气来提供至关重要的生命支持。

总之，对于儿童肺炎支原体感染的用药，要确保药物选择准确、剂量适宜、疗程足够，同时密切观察病情变化和药物反应，确保治疗的有效性和安全性。家长应严格遵医嘱，不要自行给孩子调整药物。

（冯婉华　周鹏翔）

肺炎支原体肺炎的抗感染治疗疗程一般多久

肺炎支原体肺炎的抗感染治疗疗程因使用的药物不同而不同。

大环内酯类药物是肺炎支原体肺炎治疗的首选药物。其中，阿奇霉素一般疗程为 3 天，必要时可延长至 5 天。重症患者，推荐静脉给药，一般需要连续用药 7 天左右。视临床治疗情况，间隔 3 ~ 4 天，开始第 2 个疗程，总疗程数由医生根据病情决定，一般情况下需要 2 ~ 3 个疗程。在此过程中，根据具体病情变化，由医生决定何时由静脉给药转换为口服给药。另外，其他的大环内酯类药物，如克拉霉素，用药疗程一般为 10 天；乙酰吉他霉素、红霉素以及罗红霉素，用药疗程则均为 10 ~ 14 天。

四环素类药物，如多西环素、米诺环素等，也可用于肺炎支原体肺炎的抗感染治疗，一般用于大环内酯类药物无反应性肺炎支原体肺炎、难治性肺炎支原体肺炎以及重症肺炎支原体肺炎的治疗，但通常仅用于 8 岁以上儿童，疗程为 10 天。

喹诺酮类药物，如左氧氟沙星、莫西沙星、妥舒沙星等，也是肺炎支原体肺炎的治疗药物，但由于存在致幼年动物软骨损伤和人类肌腱断裂的风险，故 18 岁以下儿童禁用。

若在医生评估后，18 岁以下儿童需使用，要权衡利弊，其用药疗程一般为 7 ~ 14 天。

以上为肺炎支原体肺炎抗感染治疗的方案，对于具体治疗药物的选择及用药疗程，需要根据病情遵医嘱用药。

需要注意的是，部分家长见症状好转，随即选择停药或减量，导致抗感染治疗不完整，进而导致病情反复。因此，这里提醒家长朋友们，一定要注意“遵医嘱、足疗程”用药！

（孙豪　周鹏翔）

儿童感染了肺炎支原体是否一定会得肺炎

感染肺炎支原体后不一定会引起肺炎，多数儿童仅表现为上呼吸道黏膜受累，出现鼻咽炎、扁桃体炎等上呼吸道感染症状。甚至有些儿童为无症状携带者，可能没有任何不适表现。只有当肺炎支原体沿气道下行，黏附并损伤支气管及周围间质，引发渗出性炎症时，才被定义为肺炎支原体肺炎。

儿童感染肺炎支原体后不一定会发展为肺炎。事实上，肺炎支原体主要引起呼吸道感染，其临床表现多样且程度不一。

感染后可能出现无症状携带状态，或仅表现为普通上呼吸道感染症状，如鼻炎、咽炎、扁桃体炎等。部分患儿可能发展为支气管炎或细支气管炎，只有当下呼吸道受累时才会进展为肺炎。是否发展为肺炎与孩子的免疫状态密切相关。

当感染发展为肺炎时，患儿通常会出现持续发热、咳嗽等典型症状，可能伴有头痛、咽痛、流涕等表现。此时需要结合胸部影像学检查结果来明确诊断。

需要强调的是，大多数儿童感染肺炎支原体后病情相对轻微，病程呈自限性。即使确诊为肺炎，通过规范治疗，绝大多数患儿也能完全康复。不过，家长仍要保持警惕，因为少数重症病例可能遗留后遗症，早期识别和及时干预尤为重要。此时，胸部影像学可见沿支气管分布的磨玻璃样阴影、斑片状、节段乃至大片实变等异常改变。

（申红霞　周鹏翔）

如何根据儿童发热情况判断病情轻重

判断儿童发热病情的轻重，除了观察体温高低外，还需要结合儿童的其他情况，如精神状态、呼吸频率和心率等综合判断。

发热是疾病的一种表现，也是一种生理防御机制。按照体温高低将发热分为四类（腋温），37.5 ~ 38.0℃为低热，38.1 ~ 38.9℃为中度发热，39.0 ~ 40.9℃为高热，≥ 41.0℃为超高热。

发热对机体的影响有利有弊。中等程度的发热可增强某些免疫细胞的功能，提高机体对病原体的防御能力，但持续高热可引发细胞变性坏死，甚至产生细胞因子风暴，危及生命。

判断病情

首先，对发热儿童进行常规的评估，测量并记录体温、呼吸频率、心率及毛细血管再充盈时间（轻压指甲床，使其变白，放开后由白变红的时间一般不超过 3 ~ 5 秒）。

另外，需要确认任何可能危及生命的临床特征，包括气道、呼吸、循环的异常及意识水平下降等。通常采用“交通信号灯系统”来判断。

发热儿童严重疾病警示分级评估

症状和体征	绿区——低危	黄区——中危	红区——高危
皮肤黏膜颜色	皮肤、口唇和舌颜色正常	苍白（家长描述）	苍白、花纹、苍灰或发绀
活动力	对外界反应正常、愉悦或微笑，清醒或可迅速唤醒，哭声正常有力、无哭闹	对外界反应不正常、无笑容，长时间刺激方能清醒，活动减少	对外界无反应、病态面容、各种刺激不能清醒、嗜睡、虚弱、哭声尖或持续哭吵
呼吸	—	鼻翼扇动，呼吸急促：6 ~ 12 月龄，呼吸频率 > 50 次 / 分；12 月龄，呼吸频率 > 40 次 / 分。氧饱和度 ≤ 95%（吸入空气），肺部闻及湿啰音	呻吟、呼吸急促：呼吸频率 > 60 次 / 分，中至重度吸气性胸凹陷
循环和脱水状况	皮肤和眼睛正常，黏膜湿润	心动过速：< 12 月龄，心率 > 160 次 / 分；12 ~ 24 月龄，心率 > 150 次 / 分；2 ~ 5 岁，心率 > 140 次 / 分。毛细血管再充盈时间 ≥ 3 秒，黏膜干燥，喂养困难，尿量减少	皮肤缺乏弹性
其他	无“黄区”或“红区”的症状或体征	3 ~ 6 月龄，体温 ≥ 39.0℃，发热时间 ≥ 5 天，寒战、肢体或关节肿胀，肢体不能负重，不愿活动	< 3 月龄，体温 ≥ 38.0℃，皮疹压之不退色，前囟饱满，颈项强直，惊厥持续状态，有神经系统定位体征，局灶性抽搐

如何做

处于“绿区”的发热儿童，可在家中护理，但需要了解何时需要进一步就诊；如果存在“黄区”的临床表现，应尽快就诊；如果存在“红区”的临床特征，应立即就诊。

（申红霞　杨丽杰）

儿童发热如何进行家庭护理

如果儿童体温超过 38.2℃，家长需要及时给其服用退热药，具体的用药方案需要在医生指导下使用，可以参考下文《儿童发热时可以选择哪些退热药物》。但是家长在护理儿童时要注意避免以下几个误区。

不应为儿童穿过厚的衣服或盖过厚的被子

儿童在发热期间会大量出汗，这是身体自我调节、散热的自然过程。为儿童覆盖过厚的被褥或过度包裹，将阻碍热量的有效散发，甚至可能加剧发热症状。因此，建议为儿童选择的被褥应尽量轻薄一些。

务必警惕重复用药现象

对乙酰氨基酚和布洛芬是儿童发热时常用的退热药物。

有些家长可能误认为将两种药物一起使用能够提升退热效果，殊不知，布洛芬与对乙酰氨基酚退热效果相似。若将两者同时使用，极可能导致体温下降过快，且药物副作用会相互叠加，从而可能引起恶心、呕吐等不适症状，严重时甚至对儿童的肝和肾造成损伤。

请勿将退热贴误作退热药使用

退热贴是一种常用的物理降温产品，主要成分为凝胶。该产品通过凝胶内水分的汽化过程，吸收并带走机体体表的热量，实现降温效果，但并不能真正降低体温，仅作为对症治疗手段，对于引发发热的根本原因并无治疗作用。如果儿童的体温超过 38.2℃，使用退热贴通常难以取得显著效果，此时应该尽快服用解热镇痛药物或者寻求医生的专业诊治。

饮食上避免大鱼大肉

儿童发热时消化功能减弱，应给予清淡饮食，如稀粥、软面条等，尽量少食多餐，不要吃排骨汤、鸡汤等油腻食物，这些食物含脂肪较多，儿童吃了反而加重消化道的负担，不仅不利于病情恢复，反而可能引起腹泻。

需要强调的是，儿童发热时的家庭护理需要综合考虑多个方面，包括观察与测量体温、药物降温等，只有全面细致地做好这些工作，才能帮助儿童更好地应对发热带来的不适。

（张秀峰　杨丽杰）

儿童肺炎支原体肺炎在什么情况下需要“洗肺”

肺炎支原体肺炎是否需要“洗肺”，取决于病情的严重程度。

对于轻症肺炎支原体肺炎，并不需要进行支气管镜检查和治疗。当医生考虑患儿是重症肺炎支原体肺炎，在治疗肺炎本身的同时，还需要关注一些并发症，包括黏液栓堵塞、肺不张、局部或广泛性支气管堵塞等。在这些情况下，通常会考虑使用支气管镜行支气管肺泡灌洗术，也就是俗称的“洗肺”，以减少并发症和后遗症。少数肺炎支原体肺炎患儿可能还需要接受多次“洗肺”治疗。下面就来详细说一说这些并发症。

黏液栓堵塞

支气管受到炎症刺激会导致气道内的内分泌物增多，如果机体不能及时清除这些分泌物，就会因其在支气管内停留时间过久，水分逐渐被吸收，最终在气道内相互融合形成黏液栓，导致气道堵塞。

肺不张

肺不张是指一个或多个肺段或肺叶的含气量减少，肺泡内气体被吸收，肺组织呈塌陷状态，空气无法进入肺泡所致。肺不张患者常表现为呼吸困难、发绀（皮肤黏膜呈青紫色）、胸痛、干咳等症状，严重时可导致呼吸衰竭甚至死亡。

总之，儿童出现肺炎支原体肺炎时建议及时就医，家长不要盲目自行用药，以免延误病情，引发重症肺炎，同时要注意多休息，饮食清淡，避免着凉。

（梁铁群　周鹏翔）

健康加油站

支气管肺泡灌洗术

支气管肺泡灌洗术俗称“洗肺”，是一种通过灌洗液在全身麻醉状态下清除肺内有害物质的治疗手段。这种手术形象地说，就是给肺“洗个澡”。医生通过患者的口腔插入一根Y形双腔支气管导管，这根导管能够分隔左右两侧肺，实现“气、水”分隔。然后使用37℃左右的恒温灌洗液（通常为生理盐水）进行灌洗操作，灌洗次数根据患儿的具体病情而定，直到灌洗回收液由黑色混浊变为无色澄清为止。在整个灌洗过程中，医护人员会密切监测患儿的生命体征，如心率、血压、呼吸等，以确保手术安全。

“洗肺”是难治性感染、重症肺炎支原体肺炎等肺部疾病的有效治疗手段之一，能够显著改善患儿的肺功能和生活质量，但并非人人都能做。在接受“洗肺”前应充分了解其适应证、禁忌证及手术风险等信息，并在专业医生的指导下进行决策。

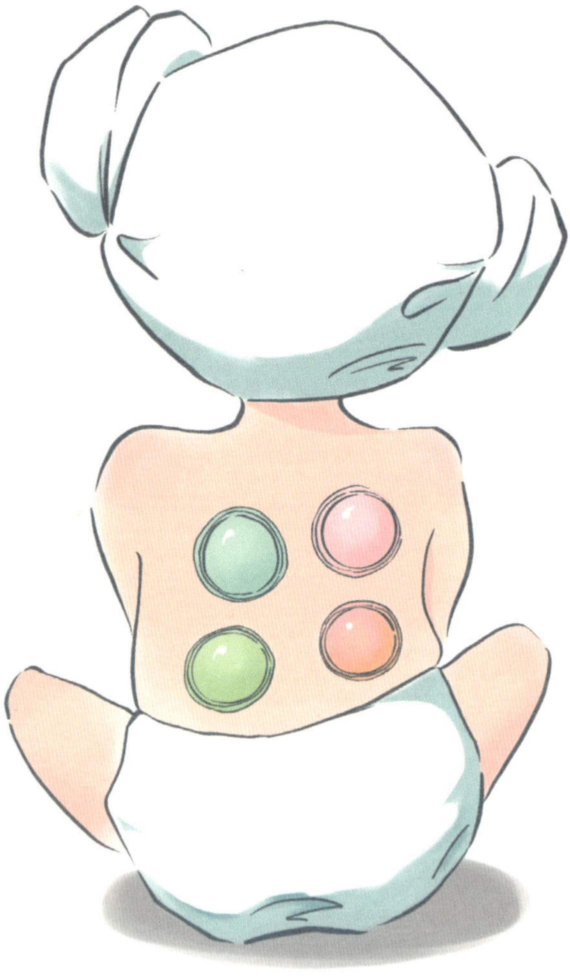

儿童肺炎支原体感染能否采用艾灸、推拿等中医辅助治疗

通常是可以的。

肺炎支原体肺炎在中医中归属于“肺炎喘嗽”“外感热病”的范畴，因此可以将西医诊疗与中医个体化辨证施治相结合。目前，中医治疗的综合方案包括中药辨证、中成药、外治疗法以及中药静脉滴注等。

中医外治疗法是从体外进行的治疗方法，如敷贴、艾灸、针灸、推拿、拔罐和药浴等，在肺炎支原体感染后，中医辨证多见“风热闭肺”“湿热闭肺”“痰热闭肺”等证，可以适当选择中医外治法来缓解症状。但外治方法和内治一样均需要因人制宜，应当根据患儿体质、年龄、性别、生活习惯以及既往病史等具体情况采取适当的外治技术。

如果儿童出现肺炎支原体感染，中医医师可以采用“内病外治”的中医治疗方法对症治疗。比如出现肺部啰音较多，可以使用中药敷背法；肺部啰音较多及咳嗽较重的患儿，还可以使用拔罐疗法等。这时，家长应该理解并配合治疗。

总之，儿童肺炎支原体肺炎应当由中医师根据辨证施治原则，选择相应疗法进行治疗。中医外治法可以帮助改善患儿的症状，但不能完全替代现代医学治疗方法。家长和监护人可以在医生的指导下进行外治疗法，并注意观察患儿的反应和病情变化。

（杨妮　周鹏翔）

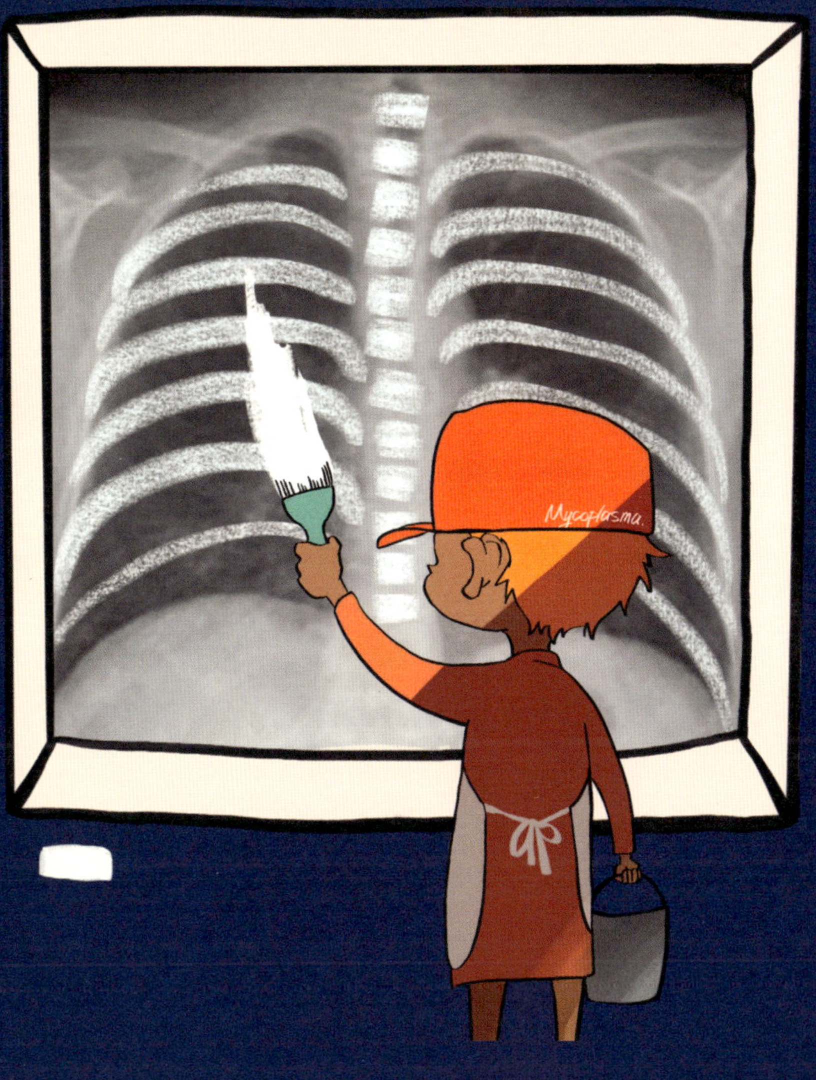
Mycoplasma.

儿童肺炎支原体肺炎是否会导致“白肺”

是有可能的。

儿童肺炎支原体肺炎在病情严重时，可导致肺泡内充满渗出物，进而形成所谓的“白肺”现象。

“白肺”，顾名思义，是指在X线片上，双肺的影像呈现出白色表现，这是肺泡内充满液体或细胞导致的。该现象通常预示着肺部有炎症浸润，患儿可能会出现胸闷气短、呼吸不畅等症状，并且血氧饱和度降低，有引发严重缺氧的风险。此类情况可能发生在严重的肺炎病例中，包括肺炎支原体导致的重症肺炎。

有几个因素可能与重症肺炎所导致的“白肺”相关。

首先，肺炎支原体可以直接损伤肺部，其通过黏附及细胞毒性效应，对呼吸道上皮造成直接损伤，进而引发肺部炎症反应。

其次，肺炎支原体感染可能通过免疫机制引起重症肺炎及其他系统损伤。在某些情况下，机体对肺炎支原体的免疫反应可能导致过度的炎症，从而加重肺部损伤。

再次，近年来支原体对传统治疗药物，如大环内酯类抗生素的耐药性问题愈发严峻，这种耐药性导致标准治疗无效，促使病情可能进一步发展，形成更加严重的肺部病变。

最后，治疗疗程不足，未能彻底消除病原体，可能导致病情复发或加重，从而导致“白肺”现象。

如果患儿病情严重，出现“白肺”以及其他并发症，需要住院接受治疗。医生将积极进行抗感染治疗，并在充分权衡利弊的情况下，可能会选择使用全身性糖皮质激素治疗、氧疗或其他呼吸支持手段。在此过程中，家长朋友们应该理解并积极配合治疗。

总之，儿童肺炎支原体肺炎在某些情况下可能引发“白肺”，但通过及时诊断和有效治疗，大多数病例都可以得到有效控制和恢复。

（周鹏翔　杨丽杰）

儿童肺炎支原体肺炎治疗与康复后，饮食方面需要注意什么

“医生，我家孩子在肺炎期间饮食有没有需要特别注意的，能吃什么不能吃什么？”家长会经常询问这样的问题。孩子患了肺炎支原体肺炎，除了药物治疗，饮食方面也需要格外注意。具体调理方式可以参考如下内容。

• 增加维生素的摄入

多吃苹果、番茄、胡萝卜等新鲜蔬果，补充维生素，提高抵抗力，忌食生冷瓜果，以免伤胃，助湿生痰。

• 食用止咳化痰的食物

如梨、萝卜、核桃和百合等，有助于缓解咳嗽症状。

• 保证摄入足够水分

多喝水，保持体内水分平衡，有助于稀释痰液，缓解咳嗽。

● 忌食辛辣食物

辛辣的食物有辣椒、洋葱等，这些食物具有一定刺激性，若肺炎支原体肺炎患者食用辛辣的食物，可能会刺激口腔黏膜、胃肠道黏膜，从而加重病情，不利于机体恢复。

● 忌食油腻食物

油腻的食物如肥肉、猪肘和油炸物等，患者食用后可能会加重胃肠道负担，导致消化不良，甚至加重咳嗽的症状。

● 忌食甜食

甜食可能会影响患者的新陈代谢，还可能会加重咳嗽、咳痰等症状，引起机体不适。

（孙悦航　周鹏翔）

为什么有些儿童患了肺炎支原体肺炎后需要使用抗凝剂治疗

肺炎支原体感染可影响凝血功能，其发生的具体原因尚不明确。有研究发现，肺炎支原体感染后，血清中出现一种叫作冷凝集素（cold agglutinin）的物质，它会加重血管内皮损害和炎症反应，使血液黏稠，甚至会形成血栓。主要累及深静脉、肺和脑等重要器官。需要进行预防性抗凝治疗或抗凝治疗。

预防性抗凝治疗

肺炎支原体感染较重的患儿，抽血化验 D- 二聚体，若明显升高，但没有肺栓塞或其他器官栓塞的，可考虑使用预防性抗凝治疗。多用低分子量肝素钙每次 100U/kg，每日 1 次，皮下注射，一般 1 ~ 2 周。

抗凝治疗

确诊肺栓塞及高度怀疑有栓塞的患儿，如果血流动力学稳定，以抗凝治疗为主，常用低分子量肝素钙每次 100U/kg，每 12 小时 1 次，皮下注射。如果血流动力学不稳定，应用普通肝素抗凝。少数患儿需要进行介入或手术取栓治疗。病情平稳后可以选择口服抗凝制剂（华法林和利伐沙班）或低分子肝素，用药时间为 3 个月左右。

（申红霞　周鹏翔）

家长能否自行购买复方感冒药来缓解儿童肺炎支原体肺炎的症状

一般不建议家长自行购买复方感冒药给儿童使用，确需紧急购药，务必先咨询医生或药师。

目前，市面上常见的复方感冒药多属于非处方药（OTC），无须医生处方就可购买。其成分大多类似，常含以下成分：对乙酰氨基酚（退热、镇痛）；马来酸氯苯那敏（抗过敏、治疗打喷嚏）；咖啡因（加强镇痛作用、提神）；麻黄碱（治疗鼻塞、流涕）；金刚烷胺（抗病毒）等，可同时针对发热、肌肉酸痛、咳嗽、鼻塞、流涕等多种症状。

儿童肝肾功能及药物代谢能力与成人差异较大，如果家长对复方感冒药中所含成分、剂量及使用禁忌等缺乏基本了解，又未仔细阅读药品说明书，极易因同类成分叠加而导致过量，增加脏器损害风险。因此，切忌盲目自选，应在医师或药师的指导下用药。

常用复方感冒药成分

药物通用名称	主要成分
酚麻美敏混悬液	对乙酰氨基酚、伪麻黄碱、右美沙芬、马来酸氯苯那敏
氨酚麻美干混悬剂	对乙酰氨基酚、伪麻黄碱、右美沙芬
复方氨酚甲麻口服液	对乙酰氨基酚、甲麻黄碱、右美沙芬、马来酸氯苯那敏、愈创木酚磺酸钾
氨酚伪麻那敏分散片（Ⅲ）	对乙酰氨基酚、伪麻黄碱、右美沙芬、马来酸氯苯那敏
复方氨酚烷胺片	对乙酰氨基酚、咖啡因、人工牛黄、马来酸氯苯那敏、金刚烷胺

另外，很多家长在自行购买使用复方感冒药时习惯合并使用退烧药（在绝大多数复方感冒药中已包含），可能会因退热药物服用过量而产生中毒风险。

如果家长具有一定的药学或医学知识，确定需要自购复方感冒药物来缓解症状的，一定要仔细阅读药品说明书，杜绝药品成分重复的情况出现。

总之，为避免缺乏专业鉴别能力的家长自行购买复方感冒药造成药品成分重复及服用过量，一般情况下不推荐家长自行购买。

（吴波　周鹏翔）

健康加油站

非处方药

根据药品品种、规格、适应证、剂量及给药途径不同，我国对药品分别按处方药与非处方药进行管理。其中处方药必须凭医生处方才可以购买和使用。简单理解就是患者不可以自行到药店购买，必须看医生并经医生开处方后方可购买。而非处方药（over the counter drug，OTC）是不需要凭借医生处方就可以自行购买的药品。OTC 一般经过长期的临床使用和观察，证明其疗效确切，副作用小，主要用于病情较轻且诊断明确的疾病，如感冒、咳嗽、便秘等。

为什么肺炎支原体会有耐药情况

当儿童出现肺炎支原体感染时，通常可在医生指导下，选择适宜的敏感抗菌药物进行治疗。然而，随着抗菌药物使用频率的增加，肺炎支原体对抗菌药物的耐药情况已呈逐年上升趋势，为临床治疗带来困难。肺炎支原体耐药属于一种自然现象，在临床上通常可分为多种类型。

首先，鉴于肺炎支原体没有细胞壁，那些通过影响细胞壁合成而实现治疗目的的抗菌药物，如青霉素类及头孢类等β- 内酰胺类抗菌药物，对肺炎支原体没有抑制作用。因此，这类药物不能用于治疗肺炎支原体感染，这属于天然的肺炎支原体耐药或固有耐药。

其次，肺炎支原体感染易反复发作，儿童需要多次、长疗程用药。如阿奇霉素等大环内酯类药物，因使用周期延长，敏感性下降，疗效减弱甚至失效，这一现象即被称为“肺炎支原体耐药”。

最后，肺炎支原体主要是通过其作用靶点基因发生突变，导致与抗菌药物之间的亲和力下降，进而使病原体对某些大环内酯类药物产生耐药性。

综上，肺炎支原体的耐药形势严峻，治疗效果可能受到影响，病情迁延不愈，反复发作，甚至造成不可逆的严重后果。为控制肺炎支原体耐药性的产生，儿童感染肺炎支原体后应在医师或药师指导下，合理使用抗菌药物。

（秦广东　周鹏翔）

多久能检测出肺炎支原体耐药情况

检测肺炎支原体耐药性通常需要一周左右。

耐药性是指微生物（如细菌、真菌、病毒或寄生虫）对原本能够有效抑制或杀灭其的药物产生抵抗力的现象。在治疗儿童肺炎支原体肺炎时，需要考虑耐药性因素，因其直接关系到可选择的治疗药物和治疗结果。因此，耐药性检测是一项很有必要的辅助检查手段。

肺炎支原体是一种无细胞壁的细菌，其耐药性的检测通常涉及实验室培养和抗生素敏感性测试。这个过程包括从患者身上采集样本，如咽拭子或血液，随后在实验室将这些样本进行培养，以验证肺炎支原体的存在。一旦病原体得以确认，便会开始进行抗生素敏感性测试。这个过程可能耗时数日，其间需要观察抗生素对细菌生长的影响。

在临床治疗中，耐药性的检测扮演着至关重要的角色，因为各类抗生素对耐药细菌的效果各异。鉴于检测时间较长，通常医生在获取检测结果之前，会根据临床经验和肺炎支原体的常见敏感性，先行采取经验性治疗。一旦检测结果显示肺炎支原体对某些抗生素耐药，医生将转而选用其他有效的抗生素进行治疗。

总之，肺炎支原体耐药性检测虽然耗时较长，但通过及时检测和选择合适药物进行治疗，可以有效地控制感染。家长和医护人员应该共同努力，正确理解耐药性问题，并在医师和药师的指导下，合理使用抗生素，确保孩子得到最优的治疗。

（周鹏翔　杨丽杰）

如果对阿奇霉素产生耐药性，还有其他治疗方法吗

如果出现阿奇霉素耐药，病原体不怕阿奇霉素这个“武器”了怎么办？

家长们不要慌张，我们还有 plan B（第二方案）！

遇到耐药这种情况，医生会根据儿童的病情、年龄等更换四环素类抗菌药物或者喹诺酮类抗菌药物。国家卫生健康委发布的《儿童肺炎支原体肺炎诊疗指南（2025 年版）》中指出，新型四环素类抗菌药物、喹诺酮类这两类抗菌药物都用于对阿奇霉素或者红霉素等大环内酯类耐药治疗肺炎支原体肺炎的替代药物。

新型四环素类抗菌药物包括多西环素和米诺环素，是在天然四环素的基础上进行结构修饰从而提高药品的稳定性和药理活性。短期多次使用或者长期使用四环素类药物可能导致牙齿发黄和牙釉质发育不良，所以多西环素和米诺环素的药品说明书中一般不推荐处于牙齿生长发育期的儿童使用（8 岁以下），除非预期的获益大于危险。已有研究表明，与其他四环素类相比，多西环素的安全性较高，如果短疗程使用，多西环素引起牙齿染色的风险较低。

喹诺酮类抗菌药物包括左氧氟沙星、莫西沙星等，这类抗菌药物存在幼年动物软骨损伤和人类肌腱断裂的风险，对儿童的安全性尚未确立，虽然《儿童肺炎支原体肺炎诊疗指南（2025 年版）》中推荐喹诺酮类抗菌药物可以用于治疗耐药性肺炎支原体肺炎，但是目前基于药品说明书的提示，18 岁以下患肺炎支原体肺炎的儿童和青少年使用属于超说明书用药，需要医生充分评估利弊，并签署知情同意书。

目前，国内肺炎支原体对阿奇霉素耐药情况严重，如果服用阿奇霉素、红霉素等大环内酯类药物，症状没有改善甚至加重（如用药后发热持续时间已达 48 小时），需要家长带儿童立即前往医院就诊，以免延误病情。医生经过检查，确诊阿奇霉素耐药，那么可能需要更换成其他抗菌药物，如多西环素、米诺环素或左氧氟沙星等。

（王忠兰　周鹏翔）

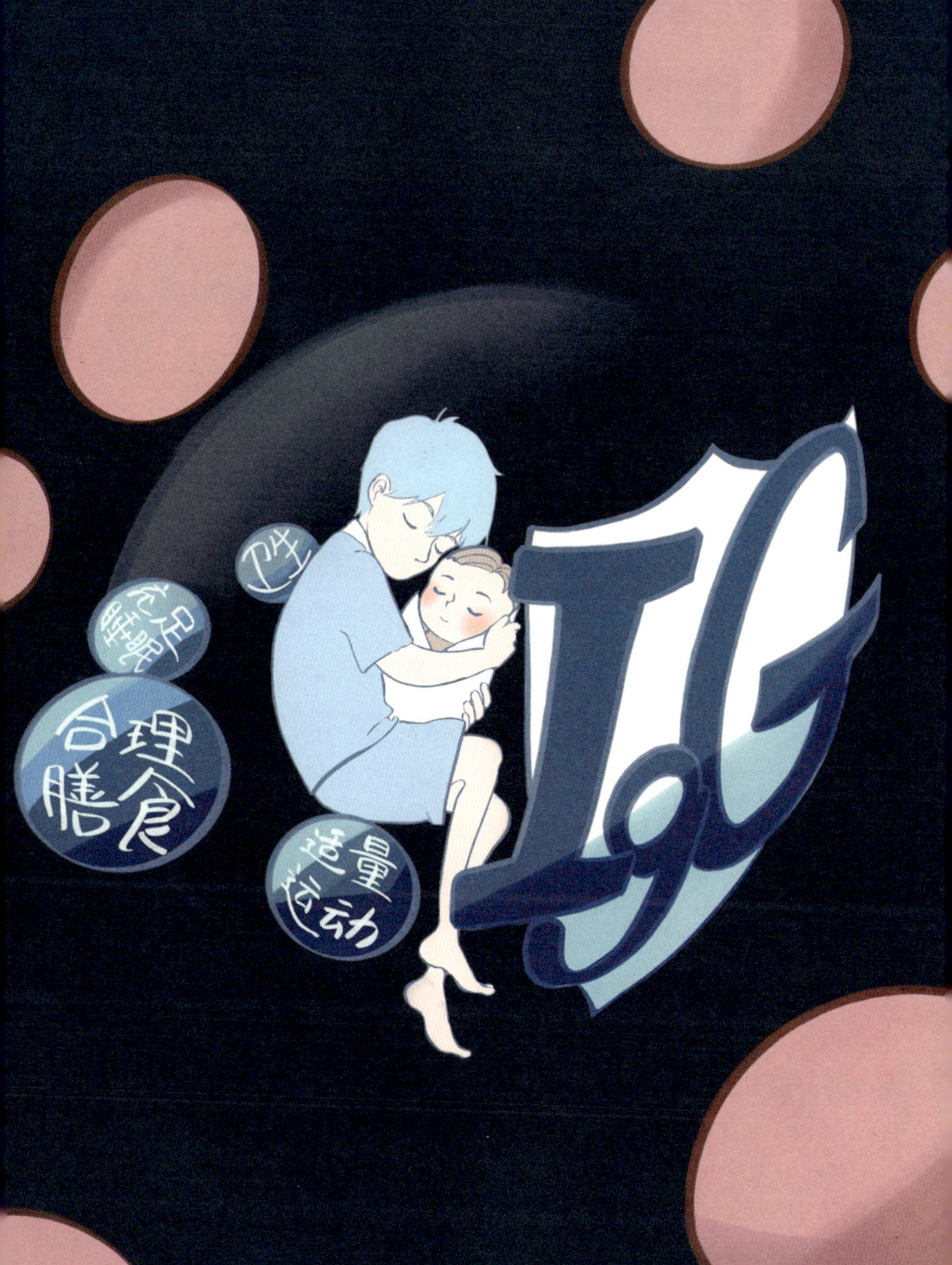
卫生
充足睡眠
合理膳食
适量运动
IgG

儿童肺炎支原体肺炎康复后，短期内是否会再次感染

是存在再次感染的可能的，但再次感染肺炎支原体的风险相对较低，应当警惕其他病原体感染。

肺炎支原体感染后，免疫系统会产生特异性抗体，为人体提供一定的免疫保护，从而降低短期内再次遭遇肺炎支原体感染的概率。具体而言，机体产生的 IgG 抗体，能在体内一段时间内存在，保护儿童短期内免受肺炎支原体的“袭击”，然而免疫保护并非终身有效，其持续时间受多种因素影响，包括感染的严重程度、个体差异及病原体变异等情况。由于儿童的免疫系统发育尚未完全，免疫保护可能不如成人持久。且部分儿童在经历感染后，尤其是重症、有免疫系统基础疾病的、体质较差的儿童，在恢复期可能会因免疫功能尚未恢复而感染其他病原体，家长应引起注意。

儿童罹患肺炎支原体肺炎康复后，应注意合理膳食，适量运动，保证充足的睡眠，以增强身体的免疫力；保持良好的卫生习惯，避免接触有呼吸道感染症状的人，减少在人群密集处活动，从而降低再次感染的可能性。

尽管康复后的免疫保护为儿童筑起了一道屏障，但有效的预防措施仍是避免再次感染的关键。家长应引导儿童通过增强自身免疫力、保持良好的个人卫生习惯，为其营造健康安全的成长环境，进而有效降低再次感染的风险。

（李璐娟　周鹏翔）

儿童肺炎支原体肺炎康复后，出院后多久需要复查

儿童肺炎支原体肺炎康复后，及时复查对于监测病情恢复和预防并发症至关重要。

复查时间

首次复查可安排在治疗结束后 1～2 周内，以评估病情恢复情况，确保无复发或并发症出现；再次复查在 1 个月左右进行，此时可更全面评估肺部恢复情况，检查有无持续的炎症或感染迹象。根据病情和医生建议，可能在 3～6 个月后，甚至更长时间内进行随访，以确保完全康复，无后遗症。

复查内容

复查内容主要包括体格检查、实验室检查、影像学检查及肺功能评估等。具体的复查方案会根据孩子住院期间的转归和临床症状决定，家长一定要在出院或门诊治疗结束后，认真听取医生建议，按期复查，定期随访。

复查目的

复查目的是保证儿童的病情得到充分恢复，无并发症。及时发现并处理可能的后遗症，并根据复查结果，调整后续治疗计划，包括药物治疗或康复建议。

总而言之，儿童肺炎支原体肺炎康复后，定期复查是确保儿童全面恢复和预防并发症的重要环节。遵循医生建议，按时进行复查，有助于孩子健康成长，及时发现并处理潜在问题，确保无后顾之忧。

（李璐娟　周鹏翔）

第四章

安全用药伴成长，健康童年有保障

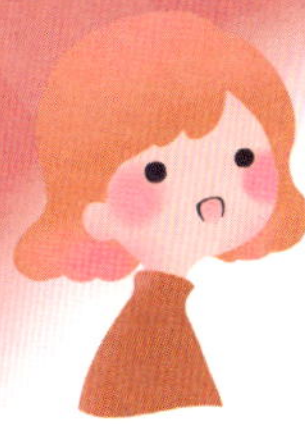

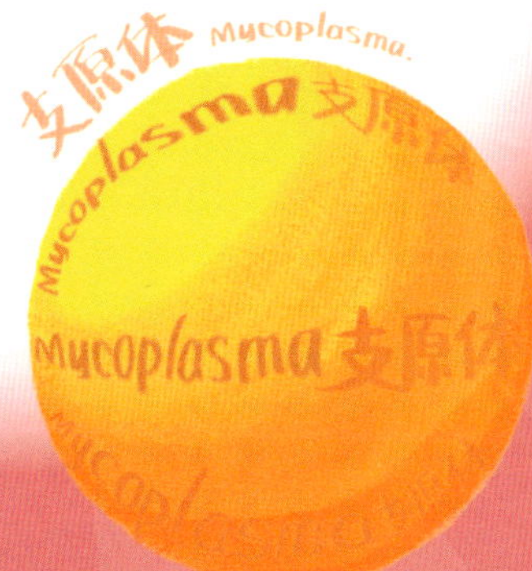

如何确定使用退热药的最佳时机

确定儿童使用退热药的最佳时机，主要依据儿童的体温情况、身体状况以及医生的指导等来判定。以下是一些具体的判断依据。

• 体温情况

1. 38.2℃以下　如果儿童体温低于38.2℃，并且精神状态良好，可以选择物理降温方法，如贴退热贴、用温水擦拭身体等，同时让孩子多喝水，以促进新陈代谢和散热。

2. 38.2℃及以上　当儿童体温达到或超过38.2℃时，且体温仍在持续上升，则需要考虑使用退热药。具体的用药方案需要在医生指导下使用，可以参考下文《儿童发热时可以选择哪些退热药物》。

• 身体状况

1. 既往病史　如果儿童有高热惊厥病史，即使体温未达到38.2℃，也应在医生指导下使用退热药，以防止惊厥再次发生。

2. 当前症状　如果儿童出现明显不适症状，如头痛、乏力、食欲缺乏或者精神状态不佳等，也应在医生指导下考虑使用退热药。

此外，家长需要注意，使用退热药期间，应注意多饮水，防止因大量出汗引起口渴、乏力、四肢发冷、神志淡漠。如果服用退热药 2 小时内体温没有下降，仍持续或反复发热，精神状态也未见改善，且尿量较平日减少，应及时带儿童就医。

总之，家长面对儿童发热时，不仅要关注其体温状况，还应考虑既往病史及精神状态，选择恰当的时机给予退热药，从而缓解儿童因发热引起的不适。

（王妍　杨丽杰）

儿童发热时可以选择哪些退热药物

目前，常用的退热药分为西药退热药和中药退热药。

西药退热药

常用的儿童西药退热药为对乙酰氨基酚和布洛芬。这两种药物对儿童来说都是安全有效的，对乙酰氨基酚适用于2月龄及以上的儿童，布洛芬适用于6月龄及以上的儿童，不同的剂型有不同的适用人群。

另外，市面上还有右旋布洛芬，它是布洛芬的纯空间对映异构体。因为布洛芬是一种消旋体，含有等量的左旋布洛芬和右旋布洛芬，右旋体和左旋体，就像我们的双手一样，互为镜像，右旋布洛芬是布洛芬中活性更强的成分，起效更快，副作用更小，维持退热时间更长，各位家长可以遵医嘱用药。

中药退热药

可以根据病情选择相应的清热解毒中成药来辅助降温，如小儿清热宁颗粒、金莲清热颗粒、蒲地蓝消炎口服液等，但这些中成药都应该由中医师辨证后根据说明书推荐的用法用量来服用。

儿童常用退热药

药物名称	剂型	退热起效	适用人群	用法用量 *	注意事项
对乙酰氨基酚	滴剂 / 口服溶液	快	2 月龄以上儿童	若持续发热，可间隔 4 ～ 6 小时重复用药 1 次，24 小时内不得超过 4 次	1. 不建议联合或交替使用两种退热药，可能导致毒性增加 2. 不建议与含有退热成分的复方感冒药同服，以免药物过量 3. 2 月龄以下儿童，不推荐自行使用退热药，如有发热症状，要及时就医
	颗粒	快	2 月龄以上儿童		
	片剂	快	6 岁以上儿童及成人		
	栓剂	较快	1 ～ 6 岁儿童；1 岁以下儿童遵医嘱用药		
	缓释片	慢	12 岁以上儿童及成人	若持续发热，每 8 小时一次，24 小时不得超过 3 次	
	注射液	最快	不推荐 3 岁以下儿童用药		
布洛芬	混悬液 / 滴剂	快	6 月龄以上儿童	若持续发热，可间隔 4 ～ 6 小时重复用药 1 次，24 小时内不得超过 4 次	
	颗粒剂	快	6 月龄以上儿童		
	片剂	较快	12 岁以上儿童及成人		
	栓剂	快	1 ～ 3 岁儿童；1 岁以下儿童遵医嘱用药		
	缓释片 / 胶囊	慢	12 岁以上儿童及成人	每日服用两次（早晚，各一次）	
	注射液	最快	不推荐儿童用药		

* 具体每次用量请参考说明书【用法用量】，或咨询医生、药师。

总之，退热治疗的主要目的是减轻发热所致的不适，而不是单纯地降低体温，儿童感染肺炎支原体后，要根据发热情况正确使用退热药物，如果儿童的体温持续高热，或者出现精神状态不佳、持续咳嗽等症状，建议尽快就医，避免病情恶化。

（杨妮　杨丽杰）

联合用药时应注意退热药的叠加导致用药过量

发热是肺炎支原体感染的主要临床表现之一，通常表现为中高热，且持续时间比较长。在这个过程中，儿童可能需要反复接受药物治疗，家长要特别注意，应避免联合使用退热药。

首先，儿童常用的退热药物主要包括对乙酰氨基酚和布洛芬两种，两者的退热机制存在相似性，因此不推荐联合使用。两药联用并不能提高儿童的舒适度，反而会增加药物产生不良反应的风险。

其次，市面上退热药的品种五花八门，且同一成分的退热药可能由不同制造商生产。如果家长分辨不仔细，不慎给儿童联合使用了来自不同制造商但含有相同成分的药物，则可能导致过量摄入，从而造成胃肠道不良反应加重，甚至引发肝肾功能损伤等严重药物不良反应。

最后，某些复方感冒药含有退热药成分，在服用单一成分的退热药期间，如果同时服用含有相同药物成分的复方感冒药，有重复用药甚至药物过量中毒的风险。对乙酰氨基酚每日最大剂量为2.0g，或2岁以下最大剂量为60mg/kg，2～12岁最大剂量为75mg/kg（以两者中较低剂量为准）。布洛芬每日最大剂量为2.4g或40mg/kg（以两者中较低剂量为准）。

常用的含有对乙酰氨基酚的复方感冒药有小儿氨酚黄那敏颗粒、小儿氨酚烷胺颗粒、氨酚麻美干混悬剂、复方氨酚美沙糖浆、复方氨酚甲麻口服液、氨酚伪麻那敏口服溶液、酚麻美敏口服溶液等；含有布洛芬的复方感冒药有复方锌布颗粒。

同时，还要注意相同成分的退热药通过不同给药途径也存在过量风险，如同时使用塞肛退热栓剂和口服退热药。

总之，家长在给儿童服用退热药时要仔细阅读药品说明书，避免联合使用。

（赵娜　杨丽杰）

哪些退热药儿童不宜使用

“退热药”顾名思义，是指能够降低发热患者体温的药物。具有退热效果的药物包括对乙酰氨基酚、布洛芬、阿司匹林、赖氨匹林、贝诺酯、尼美舒利以及安乃近等。

世界卫生组织和各国所制定的临床指南，均一致推荐对乙酰氨基酚和布洛芬作为儿童退热的首选药物。而阿司匹林、赖氨匹林、贝诺酯、尼美舒利以及安乃近等药物则并不适宜作为儿童退热之用。下面就为您详细介绍这些药物不适宜作为儿童退热药的具体原因。

• 阿司匹林、赖氨匹林和贝诺酯

阿司匹林不应作为儿童退热药，虽然它的解热效果强且迅速，但比布洛芬、对乙酰氨基酚等不良反应多。如果儿童病毒感染合并发热时服用阿司匹林，还会引发后果严重的瑞氏综合征。

赖氨匹林是阿司匹林与赖氨酸的复合物，同样有引发儿童瑞氏综合征的风险。2018 年原国家食品药品监督管理总局发布公告，明确规定 16 岁以下儿童慎用，3 个月以下婴儿禁用。

贝诺酯是阿司匹林与对乙酰氨基酚的复合物，也不推荐用于儿童发热的治疗。

- 尼美舒利

尼美舒利在临床使用过程中发现存在严重肝损害甚至致死的病例报道。原国家食品药品监督管理总局于2011年已通告尼美舒利口服制剂禁止用于12岁以下儿童，强调其仅作为12岁以上儿童抗炎镇痛的二线用药。

- 安乃近

安乃近由于存在严重过敏反应、粒细胞缺乏症、再生障碍性贫血等严重不良反应，我国已于2020年3月17日正式公告注销安乃近注射液品种，且要求安乃近片说明书中新增“本品禁用于18岁以下人群”的说明。

总之，因其他退热药物具有明显的或严重的不良反应，只推荐对乙酰氨基酚和布洛芬作为儿童的首选退热药。

（毛金校　杨丽杰）

健康加油站

瑞氏综合征

瑞氏综合征，也称“Reye 综合征”，是一种罕见但会危及生命的疾病，可导致脑部炎症和肿胀以及肝脏损害和功能丧失。该综合征主要发生在儿童中。尽管瑞氏综合征通常会在感染某些病毒（如流行性感冒病毒或水痘 - 带状疱疹病毒等）后发生，尤其是在感染期间使用过阿司匹林、赖氨匹林和贝诺酯等水杨酸盐类药物的儿童风险较高，但病因尚不清楚。

瑞氏综合征的特征是在病毒感染之后，儿童出现严重的恶心、呕吐、意识模糊和呆滞，甚至昏迷。诊断该综合征是基于儿童的精神状况突然变化以及血液检查和肝活检的结果来判断。该综合征的预后取决于脑部受影响的时间长短和严重程度。如果儿童在病毒感染后，出现类似的情况，请及时就医。

当儿童咳嗽不止时，可以采用哪些方法

物理方式

1. 增加空气湿度　使用加湿器，将室内空气湿度保持在50% ~ 60%。湿润的空气能减轻呼吸道黏膜干燥，缓解咳嗽。

2. 多喝温水　让儿童多次少量饮用温水，水温接近体温为宜，可润滑咽喉部，减少咳嗽带来的刺激。

3. 拍背排痰　若儿童有痰咳不出，让其趴在家长腿上，头部稍低，家长用空心掌在其背部两侧从下往上、从外向内轻轻拍打，促进痰液排出。具体方法见下文《物理方法——叩击排痰该如何操作》。

药物镇咳

要注意使用止咳药的时机，一般不建议轻易给孩子使用止咳药。

如果是干咳且咳嗽较为频繁，影响到儿童的休息和生活，可以在医生的指导下使用止咳药，如右美沙芬等。但对于6岁以下儿童，要谨慎使用。

如果咳嗽伴有较多痰液，应先使用祛痰药，如氨溴索、乙酰半胱氨酸等，帮助痰液排出，而不是急于止咳，因为强行止咳会使痰液淤积在呼吸道，进而加重病情。只有当痰液

减少，咳嗽仍较剧烈影响休息时，方可考虑适当使用止咳药。使用任何药物都要严格按照医嘱的剂量和用法使用，确保儿童用药安全。

最后，观察儿童是否伴有发热、咳痰、呼吸急促等症状。如果出现发热且体温较高、咳嗽剧烈、精神不佳等情况，应及时就医，明确病因，以便进行针对性治疗。

（乔岩岩　杨丽杰）

儿童干咳剧烈，使用镇咳药效果不佳是否需要使用抗过敏药物

儿童干咳剧烈且镇咳药效果欠佳时，是否需要使用抗过敏药物需要谨慎判断。

可能需要使用抗过敏药物的情况

1. 过敏因素引发　如果儿童的干咳是由过敏导致的，如过敏性咳嗽或咳嗽变异性哮喘，此时使用抗过敏药物可能会有较好的效果。儿童除了干咳，可能还伴有其他过敏症状，如鼻痒、打喷嚏、流涕、眼睛痒和皮疹等。若儿童伴随这些症状，那么因过敏导致干咳的可能性较大，使用抗过敏药物（如氯雷他定、西替利嗪等）可能有助于缓解咳嗽。

2. 季节或环境因素相关　在特定季节，如春季花粉浓度较高或者儿童生活环境近期有较大变化时，以及新装修的房屋、新购置的家具等，可能增加过敏的概率。如果考虑是过敏因素导致的干咳，可尝试让儿童远离或避免过敏原，同时使用抗过敏药物并密切观察。

不一定需要使用抗过敏药物的情况

1. 感染引起　病毒、支原体等感染也可导致儿童干咳剧烈。如在流行性感冒病毒感染后，儿童可能会在感染好转后持续干咳一段时间，这时家长不要太担心，这是感染后期的机体修复过程，一般情况下不需要使用抗过敏药物。

2. 气管异物　如果儿童意外将异物吸入气管，也会表现为剧烈干咳，这时使用镇咳药通常无效。这种情况需要及时就医，通过胸部影像学检查等手段明确诊断。医生会根据病情，通过支气管镜等手段取出异物，帮助儿童恢复顺畅通气。

总之，当儿童干咳剧烈且镇咳药效果不佳时，不能盲目使用抗过敏药物，应及时带其到医院就诊。医生会通过详细询问病史、症状表现、进行体格检查以及相关辅助检查（如血常规、过敏原检测、胸部 X 线或 CT 检查等）来明确干咳的原因，从而制订合适的治疗方案，确保儿童得到更适宜的治疗。

（杨妮　杨丽杰）

临床症状较重时，雾化吸入药物是否有效

雾化吸入药物是有效的。

儿童患有肺炎支原体肺炎后，临床症状较重，可出现剧烈的咳嗽、呼吸急促、喘息、有大量痰液难以咳出等情况。针对性的雾化吸入型药物如下。

1. 咳嗽剧烈　布地奈德混悬液等糖皮质激素药物，能够减轻炎症反应，缓解咳嗽，包括全身使用糖皮质激素和雾化吸入糖皮质激素。

2. 呼吸急促和喘息　雾化吸入支气管扩张剂，如沙丁胺醇、特布他林等，可以有效扩张气道，改善通气，减轻呼吸困难。

3. 痰液较多难以咳出　雾化吸入乙酰半胱氨酸溶液可以起到稀释痰液的作用，让痰液更容易排出体外。

不过，在采取雾化吸入治疗时，也有一些注意事项。

首先，要确保雾化设备的正确使用，按照说明书或者医生的指导操作。

其次，药物的选择和剂量必须严格遵循医嘱，不同年龄阶段的儿童对适用的药物和药物的反应有所不同。

再次，雾化治疗过程中要密切观察孩子的反应，是否出现如心慌、手抖等不良反应。

最后，如果孩子症状持续加重或者出现异常反应，应及时就医，考虑是否需要调整治疗方案。

（赵娜　杨丽杰）

儿童是否可以在家进行雾化治疗

一般情况下，可以在家中给儿童进行雾化治疗。

家长应该明确在家中进行雾化治疗的前提是必须遵医嘱。医生会根据儿童的症状、病情严重程度、体重和年龄等因素，给出适合的药物和剂量配方。如果医生确认儿童的病情已经稳定，并建议可以在家进行雾化治疗，那么家长就可以考虑这种治疗方式。但家长切勿擅自决定在家治疗，尤其是自行调整药物或剂量，这可能会导致治疗效果不佳，甚至引发副作用。

家庭雾化治疗需要家长掌握正确的设备使用方法。需要仔细阅读说明书，了解如何操作设备，确保药物被充分雾化并被儿童吸入。设备的清洁也极为重要，需要每日清洗雾化器的部件，避免细菌滋生引发二次感染。

在家进行雾化治疗时，家长需要密切关注儿童的病情，包括呼吸是否顺畅、咳嗽是否加重、发热是否复发等。如果在治疗过程中发现病情恶化，如持续高热、呼吸困难等，应立即停止治疗，并尽快前往医院就医。

此外，家中的环境对治疗效果也有一定影响。家长应确保儿童在雾化期间远离空气污染源，如烟雾、灰尘或宠物毛发等。这些刺激物可能加重肺部炎症，导致治疗效果无法得到保证。居住环境空气流通良好，定期通风和保持适宜的湿度，可以让儿童在治疗过程中更加舒适。

总之，雾化治疗是儿童在医院就诊治疗后居家继续治疗的可行方案，但必须在医生或药师的指导下进行。在家治疗时，家长应具备充分的设备使用知识，保持设备的卫生，密切观察儿童的病情变化，并为其提供一个健康、清洁的环境。在治疗过程中，如果出现任何疑问，务必及时与医生沟通，确保雾化治疗的安全、有效，帮助儿童早日康复。

（苏慧　杨丽杰）

雾化药物对家庭环境有影响吗

雾化药物一般不会产生不良影响。

雾化吸入疗法的原理是用特定的雾化装置将药物“打”成气溶胶形式，呼吸时气溶胶随气流进入气道及肺泡，雾化给药可使药物直接作用于呼吸道感染灶，达到洁净、湿化气道及治疗目的。

在家中使用雾化药物可能出现如下影响。

- 空气质量

雾化治疗通常使用溶液，通过雾化器雾化成微小颗粒吸入。某些药物含有挥发性有机化合物，长期使用可能对室内空气质量产生影响，特别是在通风不良的环境中。

- 过敏反应

雾化药物中的成分可能引起家庭成员的过敏反应，尤其是在敏感人群中，如儿童或老年人。因此，在使用雾化器时要确保环境清洁，并避免药物成为过敏原。

• 细菌滋生

雾化器和相关设备需要定期清洁和消毒，以防止细菌和霉菌滋生，这些都可能影响家庭成员的健康。如果清洁不当，可能导致设备产出含有有害物质的气体，从而影响吸入效果。

• 药物残留

雾化后可能会有药物残留在房间的表面或空气中，长期吸入或接触可能对健康产生潜在影响。因此，应注意使用后的清洁，保持室内空气流通。

总之，雾化药物在家庭环境中的使用需要特别注意设备的清洁、药物的选择及操作时的安全性，将雾化对家庭成员的健康影响降至最低。同时，家庭成员之间的支持和理解也非常重要，有助于缓解长期治疗带来的压力。

（吴波　杨丽杰）

雾化吸入治疗有哪些优势

雾化吸入治疗在呼吸系统疾病的治疗中具有效果优势，能够高效、安全地缓解呼吸道症状，提高患者的生活质量。

雾化吸入治疗的优势主要体现在以下几个方面。

- 起效快速

雾化吸入治疗指的是通过雾化器将药物分散成微小颗粒，儿童吸入后，这些颗粒能直接到达病变部位，省去了药物经过口服或注射后在体内的代谢过程，缩短了药物发挥作用的时间，在一定程度上减轻了痛苦。

- 局部药物浓度高

雾化吸入治疗指数高、安全性好。吸入药物可以直接作用于气道黏膜，局部作用强且局部药物浓度越高疗效越好。

- 全身副作用小

一般雾化吸入治疗的药量仅为全身用药量的几十分之一，由此可避免或减少全身给药可能产生的潜在不良反应，减少药物在全身循环中的分布，降低副作用。

适合儿童

雾化吸入治疗适用于任何年龄的儿童。由于儿童的生长发育尚未完善，咳痰能力有限，尤其对痰液黏稠需要化痰的儿童而言，通过雾化这一方式，能够有效促进化痰。

操作简便

雾化器操作简单，可在家中自行进行雾化治疗。雾化治疗一般是通过自然呼吸将药物吸入呼吸道，避免了静脉给药带来的疼痛和创伤，方便患者接受治疗。

虽然雾化吸入治疗具有诸多优势，但在使用过程中也可能出现一些副作用和不良反应，如口腔不适、过敏反应等，为了减少雾化药物的副作用和不良反应，应严格遵循医生和药师的指导。

（孙悦航　杨丽杰）

遵医嘱使用半支雾化药，剩下的可否下次继续使用

遵医嘱使用半支雾化药物，剩下的下次不一定能继续使用，要根据药品说明书要求而定。

常见雾化药规定储存条件及使用期限

药品名称	开封前储存条件	单剂量包装打开后储存条件
吸入用布地奈德混悬液	8～30℃下保存，不可冷藏；包装开启后应在14天内使用，且不可脱外包装	说明书未注明
吸入用硫酸沙丁胺醇注射液	30℃以下遮光贮藏；去除铝箔外包装后，在30℃以下本品的有效期为3个月	说明书未注明
硫酸特布他林雾化吸入用溶液	避光，密闭保存；内袋开封后，其中的单剂量药液应在3个月内使用	剩余药液应在首次开启后24小时内使用；本品可在雾化器中稳定存放24小时
吸入用丙酸倍氯米松混悬液	25℃以下按照外包装所示竖直放置；单剂量药瓶从其保护袋中取出后可在避光条件下存放3个月	剩余药液于2～8℃贮存，并在首次开启后12小时内使用

续表

药品名称	开封前储存条件	单剂量包装打开后储存条件
吸入用乙酰半胱氨酸溶液	遮光，25℃以下保存	剩余药液于冰箱冷藏，并在首次开启后24小时内使用
吸入用盐酸氨溴索溶液	遮光、密封，25℃以下保存	开启后应立即使用，剩余药液应丢弃
吸入用复方异丙托溴铵	25℃以下避光保存；聚酯/铝/聚乙烯药用复合袋打开后，未使用的药品应存放在聚酯/铝/聚乙烯药用复合袋包装内	开启后应立即使用，剩余药液应丢弃
吸入用异丙托溴铵溶液	30℃以下避光保存	开启后应立即使用，剩余药液应丢弃

注：避光指避免日光直射；遮光指用不透光的容器包装，如棕色容器或黑色纸包裹的无色透明或半透明的容器。

总之，要根据医生开具的雾化药品种查阅说明书，按照说明书中注明单剂量包装打开后的储存条件及使用期限进行保存和使用。对于说明书中未注明单剂量包装打开后储存条件及使用期限的雾化药，建议开启后立即使用，剩余药液直接丢弃，不建议再次使用。

（王真真　杨丽杰）

如何选择家庭雾化器

理想的家庭雾化器具备以下特点：产生的雾粒直径较小、雾化速率快、残留药量少、噪声小、轻巧便于携带。

首先，雾化颗粒直径选择 1～5μm 最适宜。直径太大（5～10μm）的雾化颗粒主要沉积于大传导气管及口咽部，不能够到达作用部位；直径太小（小于 0.5μm）的雾化颗粒会随呼气排出体外，导致药物浪费；直径为 1～5μm 的雾化颗粒主要沉积于下呼吸道，是能保证雾化效果的最适宜的直径。国家标准规定雾化颗粒直径在 1～5μm 的要大于 60%。

其次，雾化速率一般需要≥ 0.2mL/min。雾化速率是指每分钟所释放的雾化量，决定了吸入肺部的有效药物量，释放的雾化量才能更有效地发挥治疗作用。但并不是越大越好，短时间大量吸入药物也可能导致不良反应，建议选择雾化速率适中且能调节的雾化器，既能根据儿童的耐受情况进行调节，又能达到最佳的治疗效果。

再次，残液量要≤ 1mL。残留药量越小，说明药液利用率越高，浪费的药物越少。

最后，噪声要≤ 65dB。如果雾化器的噪声过大，会影响儿童情绪，甚至抗拒雾化治疗，从而影响治疗效果。

常用的雾化器主要有三种：超声雾化器、射流雾化器和振动筛网雾化器。超声雾化器释雾量大，治疗效率高，但容易影响药物活性；射流雾化器体积大，噪声大，不适用于易降解的大分子药物；振动筛网雾化器便于携带，雾化速率较快，药物残留少。

总之，在选择家庭雾化器时，要综合考量仪器类型的特点、雾化效能参数和家庭需求，选择效能较好、性价比较高且最适合自己家庭的雾化器。

（王真真　杨丽杰）

雾化吸入治疗如何选择药物

选择雾化吸入治疗药物需要根据儿童的症状、年龄和既往病史而定。

儿童肺炎支原体感染常用的雾化吸入治疗药物包括具有局部抗炎作用的吸入性糖皮质激素（ICS），短效 β_2 受体激动剂（SABA）和短效抗胆碱能药物（SAMA），以及雾化吸入治疗祛痰药物等。

用于雾化吸入的 ICS 有三种，分别为丙酸倍氯米松、布地奈德和丙酸氟替卡松。儿童感染肺炎支原体后，呼吸道和肺部会发生一系列的炎症反应，雾化吸入 ICS 可以有效减轻气道炎症和气道高反应性，主要用于缓解咳嗽、喘息等肺炎支原体感染的常见症状。

具有扩张支气管作用的雾化吸入治疗药物有两类，分别为 SABA（左沙丁胺醇、沙丁胺醇、特布他林），SAMA（异丙托溴铵）以及同时含有异丙托溴铵和沙丁胺醇的复方制剂（吸入用复方异丙托溴铵溶液）。SABA 和 SAMA 分别作用于呼吸道的 β_2 受体和 M 受体，主要的作用都是舒张气道平滑肌，从而缓解儿童的喘息症状。与 SABA 相比，SAMA 起效较慢，但作用持续时间较长。

雾化吸入祛痰药包括吸入乙酰半胱氨酸溶液和盐酸氨溴索溶液，这两种药物作用机制不同，主要用于降低痰液黏稠度、增强气道表面纤毛的清除功能，从而有利于痰液的排出。

家长应注意

上述三大类雾化吸入治疗药物适用的症状各不相同，多数情况下需要药物联合使用，不能自己随便用药，一定要在医生和药师的指导下使用。

（赵娜 杨丽杰）

雾化乙酰半胱氨酸溶液会有特殊的气味，是否为药品变质

乙酰半胱氨酸溶液的说明书中提到：开启安瓿时可闻到硫磺味，这便是乙酰半胱氨酸溶液的特殊气味，与其化学结构有关，可能是因为其结构中含有巯基而呈现出硫磺味。这种特殊的气味是药品本身的属性，在有效期内质量合格的乙酰半胱氨酸溶液也会有这种气味。

那么，如何判断药品是否过期呢？

药品包装上会有有效期标识，是指在一定的贮存条件下，药品能够保持其质量的期限。药品的有效期主要有两种标识方式。一是直接标明有效期，如有效期至2024年10月6日、2024/10/06、2024.10.06，是指该药品在2024年10月7日起便不得使用。有些有效期只标明到月，如2024年11月、2024/11、2024.11，表示该药品可使用到2024年11月30日。二是直接标明失效期，如失效期至2024年10月6日，表示该药品从2024年10月6日起便不能使用。

雾化乙酰半胱氨酸溶液用于治疗浓稠黏液分泌物过多的呼吸道疾病，疗效确切。但两岁以下的儿童应该慎用，需要在医生或者药师的指导下使用。

在有效期内的乙酰半胱氨酸溶液也是有特殊气味的，有可能影响儿童用药的依从性。在用药前，家长需与孩子充分沟通，获得孩子配合，提高用药依从性进而早日康复。

（师帅　杨丽杰）

糖皮质激素治疗是否会对儿童的生长发育产生影响

孩子患重症支原体肺炎时，仅靠抗菌药物不足以控制症状时，需要短期使用糖皮质激素，以减轻炎症，如果掌握合理的指征，在医生的指导下合理使用，对孩子并不会产生严重的副作用。

有些家长担心糖皮质激素对儿童的生长发育有影响，不想让孩子使用。其实，当免疫炎症反应过于强烈时，使用糖皮质激素有助于调节免疫系统，可以帮助儿童缓解发热、咳嗽和喘憋等不适症状，避免严重并发症（如急性呼吸窘迫综合征）的发生。

需要注意的是，使用糖皮质激素的时间一般不宜过长。长期、大量使用可能会对孩子的生长发育产生不良影响，如导致骨骺线提前闭合、影响身高发育，甚至身材矮小；长期使用也可能会降低孩子自身免疫力的发展，增加感染风险，还可能引起水电解质紊乱，如高钠血症、高血脂、高血糖等。另外，停药需要在医生的指导下逐渐减量。

因此，家长应理性认识糖皮质激素在儿童肺炎支原体肺炎治疗中的作用。一方面不可擅自滥用，另一方面也不能讳疾忌医，谈激素色变。在医生的指导下，掌握合理的指征，严格掌握剂量和疗程，短期、合理、规范地使用，可以减轻肺炎支原体感染对人体的影响，提高治疗效果，也能将糖皮质激素对儿童生长发育的影响降到最低。

（王忠兰　杨丽杰）

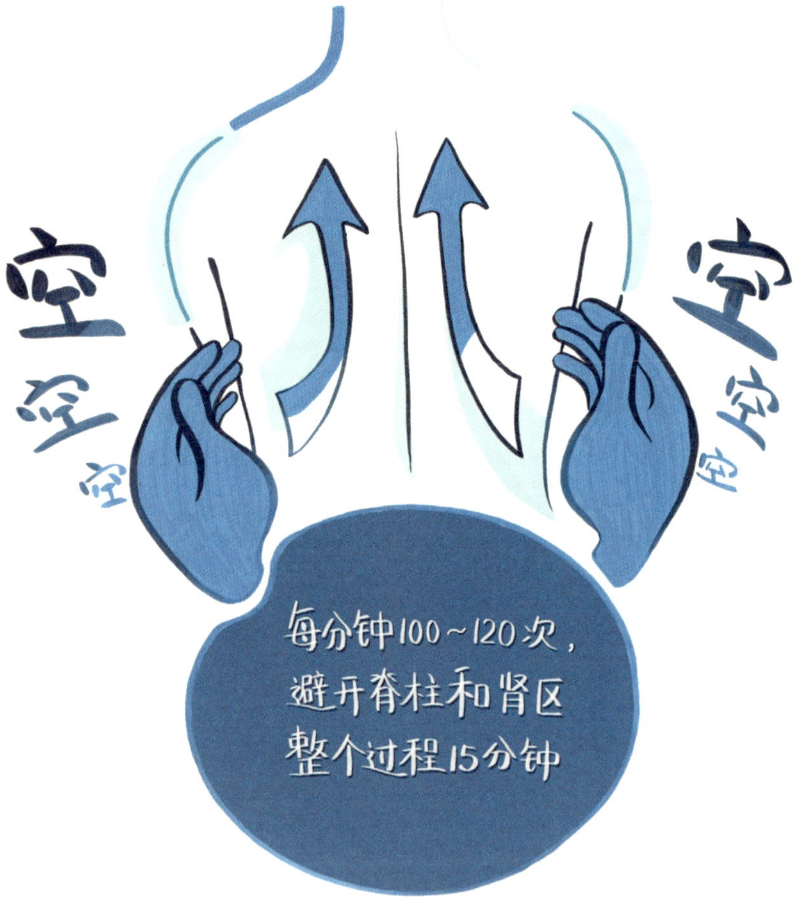
空
空
空
空
空
空
每分钟100~120次，
避开脊柱和肾区
整个过程15分钟

物理方法——叩击排痰该如何操作

叩击排痰是利用手部的叩击力量对儿童的胸部或背部进行轻轻拍打，从而刺激气道中的痰液松动或脱落，帮助将其排出体外。这个过程不仅能减少呼吸道的黏稠分泌物，还能改善儿童的呼吸功能。建议在晨起、餐前半小时、餐后2小时或者雾化后，进行拍背护理。

那么，应该如何操作呢?

首先，找一个温暖舒适的地方，确保房间不会太冷。然后，让孩子处于舒适的位置，对于小婴儿，家长可以将其直立抱起进行拍背，年龄大一些的孩子可以选择坐位。

拍背时，家长手掌五指并拢，微微弯曲，呈空心状，使手掌小鱼际肌紧贴孩子背部皮肤，利用腕力进行叩击。正确的手势对胸部进行叩击时，听到的应是“空、空”的叩击声而不是“啪、啪”的拍打声。拍背频率为100~120次/分，可按照从下向上，从外向内的顺序，避开脊柱及肾区，整个过程15分钟即可。

每拍背2分钟，可以让孩子稍作休息，拍背的力度以不感到疼痛为宜。拍背时给孩子穿薄一点儿的衣服来保护背部，避免直接叩击引起皮肤发红，同时也避免衣服过厚减弱拍背的效果。

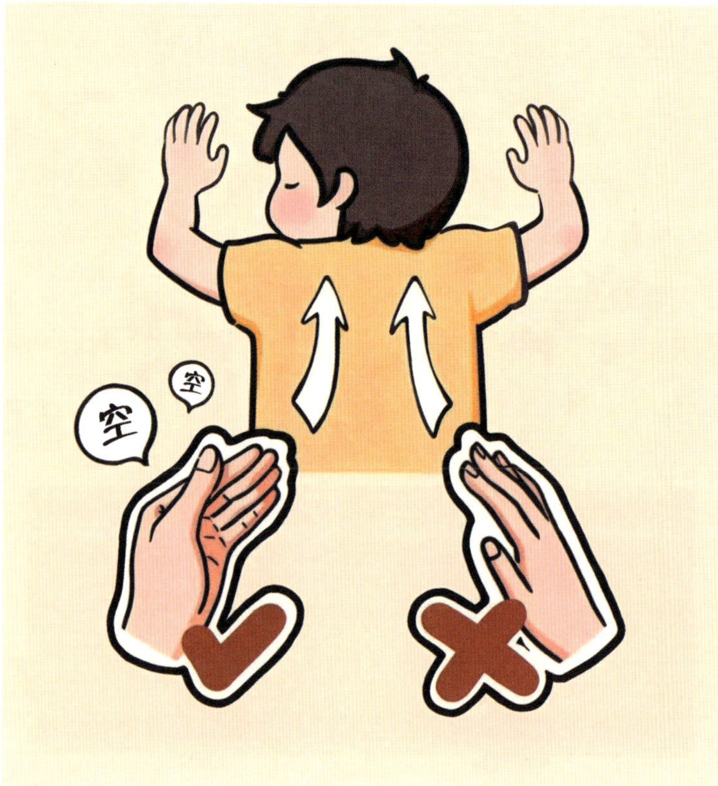

拍背时，注意观察孩子的状态，确保其感觉舒适。如果孩子感觉疼痛，应该停止叩击并调整手法。完成叩击后，帮助孩子恢复到舒适的体位，完成操作。

（刘畅　杨丽杰）

如何选择适合儿童的祛痰药

常用祛痰药有痰液溶解剂，如乙酰半胱氨酸；黏液调节剂，如氨溴索、溴己新、羧甲司坦等；恶心性和刺激性祛痰药，如氯化铵、愈创甘油等。

首先，用药时需要考虑儿童的年龄。不同年龄段适用的药物有所不同。对于婴儿（一般指 1 岁以下），通常不建议自行使用祛痰药，尤其是含有多种成分的复方祛痰药。如果有需要，应咨询医生或药师。对于幼儿（1～3 岁）和儿童（3 岁以上），可以在医生指导下选择合适的药物。

其次，要关注药物的成分和剂型。成分方面，尽量选择单一成分的祛痰药，这样可以降低药物不良反应的发生风险。剂型也很重要，对于儿童来说，液体剂型通常是更好的选择，因为它更容易被儿童接受，也方便控制剂量。例如糖浆剂就比较适合儿童，口感相对较好，便于服用。

家长还要考虑药物的安全性和副作用。有些祛痰药可能引起过敏反应或者胃肠道不适等情况。因此，在选择药物之前，要了解孩子是否对药物的某种成分过敏。如果孩子有其他基础疾病，如肝肾功能不全等，更要谨慎选择，避免药物对身体造成伤害。

最后，不要随意给儿童使用成人祛痰药。成人药物的剂量和成分可能不适合儿童，甚至可能会对儿童的健康造成严重危害。如果拿不准选择哪种祛痰药，一定要咨询医生或药师，在专业人士的指导下选择最适合儿童的祛痰药。

（杜晓红　杨丽杰）

儿童喘息症状严重，可以选用什么平喘药

平喘药是一种帮助缓解呼吸困难和哮喘症状的药物。不同类型有不同的作用。这些药物的种类和用法如下。

• 支气管扩张剂

支气管扩张剂是通过放松支气管平滑肌来借力打开气道，常用于缓解喘息。主要的支气管扩张剂有以下两种。

1. β 受体激动剂　最常见的代表是沙丁胺醇。它可以通过雾化吸入的方式迅速作用于呼吸道，适用于急性哮喘发作时缓解症状。不过，使用时要严格按照医生的指导来掌握剂量，避免过量使用，因为过量可能导致心律失常等问题。

2. 茶碱类　适用于长期控制轻度至中度的喘息症状，如氨茶碱。这类药物也可以通过注射快速治疗急性重症喘息。但在使用时需要定期监测药物在体内的浓度，确保安全和有效。

• 抗炎性平喘药

抗炎性平喘药主要是用于缓解气道的炎症，有助于改善哮喘的症状。

糖皮质激素　常见的有布地奈德（吸入用）和甲泼尼龙（全身应用）。雾化药物通常能够在呼吸道局部发挥作用，副作用相对全身用药更小。但使用时依然要小心，使用后做好充分的口腔清洁，避免出现口腔念珠菌感染等不良反应。

- 抗过敏平喘药

这类药物用于减轻过敏引起的哮喘症状。

白三烯调节剂有助于预防和控制哮喘，减少白天和夜间的症状，如孟鲁司特钠。同时，它还能预防运动后引起的支气管收缩，对过敏性鼻炎也有一定的治疗效果。

- 儿童用药注意事项

在给儿童使用平喘药时，家长一定要遵循医生或药师的建议。选择药物时需要考虑具体病情、年龄和体重等因素，以确保治疗安全、有效。同时，家长要密切观察儿童用药后的反应，发现任何异常，务必及时就医。

（苏慧　杨丽杰）

儿童肺炎支原体肺炎一定要静脉输液吗

一般来说，“能口服，不注射”是国际公认的合理用药基本原则。口服给药无创、便捷安全，无疼痛，能够避免注射带来的局部损伤、静脉炎及可能发生的严重过敏反应，风险更低；且依从性高、痛苦小、心理负担轻，尤其适合儿童和长期治疗的患者，更容易被接受。但对于不同病情程度的儿童也要考虑实际情况，听从医生的建议，谨遵医嘱。

对于轻症儿童，应密切观察病情变化，检测血常规和炎症指标等，注意与重症和危重症的识别。要充分休息，确保能量摄入，保证水和电解质平衡。结合病情可给予适当氧疗。正确服用退热药，适当补充水和电解质。干咳明显影响休息的儿童，可适当服用镇咳药。根据病情选择可口服的抗肺炎支原体药物。

对于重症、禁食或其他原因无法顺利口服用药的儿童，可选择静脉输液治疗，总疗程依据病情而定，有的需要 2 ~ 3 个疗程。当儿童病情减轻、临床症状改善、体温正常时，可由静脉滴注转换为口服给药，继续完成治疗疗程。

总之，要结合儿童的临床症状和实际身体情况选择给药方式，对于其他原因不适合口服用药的患儿，谨慎选择静脉输液。

（杜晓红　杨丽杰）

儿童肺炎支原体肺炎常用的抗菌药物有哪些

治疗儿童肺炎支原体肺炎时，医生会采用特定的抗菌药物，这些药物主要包括大环内酯类、新型四环素类以及喹诺酮类。接下来，将为您介绍这三大类抗菌药物。

- 大环内酯类

大环内酯类抗菌药物临床应用非常广泛，主要包括阿奇霉素、红霉素、克拉霉素、罗红霉素和乙酰吉他霉素等。其中，阿奇霉素因其疗效显著，常被推荐为首选药物，并且具备静脉注射和口服两种给药形式。

- 四环素类

四环素类抗菌药物包括多西环素和米诺环素，可能导致儿童发育期间的牙齿永久性变色及牙釉质发育不全等风险，故通常不推荐用于 8 岁以下儿童。

- 喹诺酮类

常见的喹诺酮类抗菌药物有左氧氟沙星和莫西沙星等。由于这类药物可能存在软骨损伤和肌腱断裂的风险，因此常规不推荐用于 18 岁以下儿童。

鉴于药物疗效与安全性，以及儿童个体病情的差异性，临床上医生会有不同的诊疗方案，家长应避免自行给儿童使用上述药物，以免对孩子的健康造成影响。

此外，家长必须遵循医生的处方给孩子用药，不得擅自调整剂量或中断治疗，即使症状有所改善，也应完成整个疗程以确保完全治愈。在用药期间，家长应观察孩子是否出现不良反应，如胃痛、皮疹或过敏反应等。一旦发现异常情况，应立即就医。

（刘畅　徐晓琳）

如何正确使用治疗儿童肺炎支原体肺炎的抗菌药物

正确使用治疗儿童肺炎支原体肺炎的抗菌药物是治疗该疾病的关键环节。

首先，必须明确儿童是否确实患有肺炎支原体肺炎。这通常需要由专业医生根据临床症状、体征以及必要的实验室检查（如肺炎支原体抗体检测、胸部X线片等）来综合判断。由于肺炎的症状可能与其他呼吸道疾病相似，例如感冒、支气管炎等，因此准确的诊断是合理用药的前提。

接下来，选择合适的抗菌药物至关重要。治疗儿童支原体肺炎的抗生素主要有三种：①大环内酯类，包括阿奇霉素、红霉素等；②四环素类，包括多西环素等、米诺环素等；③喹诺酮类，包括左氧氟沙星、莫西沙星等。后两种药物对儿童身体发育有影响，因此仅作为替代药物。四环素类仅限8岁以上儿童使用；喹诺酮类在18岁以下儿童使用时，必须由医生权衡利弊，向家长充分说明情况，并获得家长的同意。

大环内酯类最常用，首选阿奇霉素。由于其在体内消除速度慢，在组织中浓度较高，故每日仅需服用1次。对于轻症儿童，按10mg/kg进行首次给药，随后按5mg/kg，连服

3～5天。由于食物可能降低阿奇霉素的吸收，通常建议在饭前1小时或饭后2小时服用，部分生产商的片剂和干混悬剂说明书也允许与食物同服。对于重症儿童，推荐采用静脉输液方式进行治疗，待病情减轻、症状改善、体温恢复正常时，可转换为口服剂型。阿奇霉素可能引起心动过速、QT间期延长而诱发心律失常，因此患有心脏病的儿童或正在服用可能引起心脏病相关症状药物的儿童，在使用前需要咨询医生或药师充分评估其安全性。是否联用其他抗生素，应由医生判断是否存在继发感染。以上药物均为处方药，须在医生或药师指导下使用，切勿自行给儿童服用。

同时，必须遵循用药原则。首要原则是尽早治疗，即一旦确诊为肺炎支原体肺炎，应立即开始抗菌药物治疗，以控制病情发展并减少并发症的发生。另一原则是足量、足疗程，即在使用抗生素时，应遵循医生的建议，给予足够的药量，并确保完成整个疗程。通常，阿奇霉素等大环内酯类抗生素的疗程为2～3周，具体疗程应根据病情和医生指导来确定。

另外，监测药物反应至关重要，在应用抗菌药物期间，应密切关注儿童是否出现不适症状，如过敏反应（皮疹、呼吸困难等），胃肠道反应（恶心、呕吐、腹泻等）等。一旦发现异常反应，应立即停药并及时就医。

除了应用抗菌药物治疗外，根据病情需要，亦可采取其他辅助治疗措施，例如止咳、化痰、退热等。同时，加强儿童的营养支持、保持室内空气流通、避免交叉感染等均为预防和治疗肺炎支原体肺炎的重要措施。

（梁铁群　徐晓琳）

使用抗菌药物是否需要区分年龄段

儿童使用抗菌药物需要区分年龄段，不同年龄段的儿童其生长发育状况、药物代谢速率以及对药物副作用的敏感性均存在显著差异。

因此，在治疗儿童肺炎支原体感染时，需根据儿童的具体年龄、体重、肝和肾功能等生理特点来选择适宜的抗菌药物，并调整用药剂量。新生儿和婴幼儿的肝脏和肾脏功能尚未完全成熟，可能会影响药物的代谢和排泄速度，从而需要对药物的剂量或给药频率进行相应的调整。

此外，某些抗菌药物，如四环素类，有可能会导致牙齿变色，因此不建议用于 8 岁以下的儿童；而喹诺酮类抗菌药物可能会影响儿童的关节和软骨发育，导致关节炎症和生长障碍，一般不推荐用于 18 岁以下的儿童。

在开具抗菌药物处方时，医生会综合考虑儿童的病情、实际年龄、体重以及肝、肾功能等多方面因素，以确定适宜的药物类型和剂量。因此，家长及监护人给儿童使用抗菌药物时，须严格遵循医嘱，切勿自行调整药物种类、剂量或给药途径。同时，应密切关注儿童在用药期间的反应，一旦发现任何不适或疑似不良反应，应立即停止用药并及时就医。

治疗儿童肺炎支原体感染，抗菌药物的使用必须考虑年龄段，以保证治疗的安全性和有效性。家长应遵医嘱给儿童用药，并在用药期间密切观察儿童的用药反应，及时发现可能发生的药物不良反应。

（冯婉华　徐晓琳）

为什么将大环内酯类抗菌药物作为治疗首选药物

大环内酯类抗菌药物命名源于其分子结构中含有 14 ~ 16 元环大环内酯环这一基本结构。该类药物的历史可以追溯到 20 世纪中叶，1952 年，红霉素首次被用于临床，当时被认为是具有革命性的药物。随着科学家不懈努力，后续如阿奇霉素、克拉霉素等新品种相继被研发并应用于临床治疗。

大环内酯类抗菌药物主要通过抑制细菌蛋白质合成发挥显著的抗菌活性，对多数革兰氏阳性菌、部分革兰氏阴性菌、支原体及衣原体等表现出良好的抗菌效果。根据化学结构，大环内酯类可分为 14 元环大环内酯类，如红霉素、卡拉霉素等；15 元环大环内酯类，如阿奇霉素；以及 16 元环大环内酯类，如麦迪霉素、吉他霉素等。

家长朋友们普遍关注大环内酯类药物的耐药性。其实，耐药性是指微生物（包括细菌、真菌、病毒和寄生虫等）对原本有效的药物产生抗性，使这些药物无法再抑制或消灭它们的现象。在我国，儿童肺炎支原体对大环内酯类抗菌药物耐药性相对较高，统计数据显示超过 60% 的 MP 分离株表现出耐药性。然而，鉴于大环内酯类抗菌药物具有副作用较少、组织和细胞内渗透性良好、使用方便等优点，相关指南仍推荐其作为儿童肺炎支原体肺炎的首选治疗药物。

具体原因如下。

1. 在大环内酯类、四环素类和喹诺酮类物中，四环素类药物说明书明确指出禁用于 8 岁以下儿童，喹诺酮类药物禁用于 18 岁以下儿童。相比之下，大环内酯类药物并无此类限制。鉴于说明书的法律效力，通常指南推荐抗菌药物首选大环内酯类。

2. 研究显示，大环内酯类，如阿奇霉素细胞内浓度较高，能够达到或超过耐药儿童肺炎支原体的最低抑菌浓度值。

3. 大环内酯类抗菌药物通常具有较长的半衰期，能够减少每日给药次数，从而提高儿童的依从性。比如，阿奇霉素通常每日服用 1 次，且疗程较短，这为儿童的治疗和家长的管理提供了便利。

4. 其他作用，大环内酯类抗菌药物除了具有广谱抗菌活性外，还具有抗炎效应、免疫调节相关抗微生物效应、调节气道分泌物、激素节省效应、抗病毒效应等，有助于清除病原体、缩短病程，并防止病情发展至重症。

（刘畅　徐晓琳）

预防肺炎支原体肺炎是否能服用阿奇霉素

儿童肺炎支原体肺炎是由肺炎支原体引起的一种肺部感染性疾病，阿奇霉素作为治疗该病的首选药物，其使用需基于对肺炎支原体的确切感染以及儿童的临床特征。在未确诊支原体肺炎的情况下，患儿服用阿奇霉素不仅无法预防肺炎支原体肺炎，反而会带来多种隐患，可能发生阿奇霉素相关不良反应，包括过敏反应、胃肠道反应、心脏毒性、肠道菌群失调等。

此外，预防使用也可能诱导阿奇霉素的耐药性，使在真正需要该药物治疗肺炎支原体感染时，病原体对其敏感性降低甚至消失，从而导致治疗失败。

因此，不能服用阿奇霉素来预防肺炎支原体肺炎。

（秦广东　徐晓琳）

是否可以居家自行口服阿奇霉素

阿奇霉素属于抗生素类处方药物，必须凭医师处方购买并使用。其应在医师或药师的指导下进行，确保剂量合适、疗程安全以及给药途径正确等。

阿奇霉素作为治疗肺炎支原体感染的首选药物，主要用于治疗由敏感细菌引起的各种感染，包括上呼吸道感染和下呼吸道感染等。对于患有肺炎支原体肺炎的儿童来说，阿奇霉素因其副作用较少且疗效显著，成为首选药物。

特别需要注意的是，阿奇霉素对病毒感染并无疗效。是否选择阿奇霉素，应由临床医生依据流行病学特点及明确的实验室检验和检查结果等进行综合判断，明确病因后方可开具处方。

儿童不是成人的缩小版，加之儿童在成长过程中，器官功能在逐步发育健全，滥用药物可能导致用药相关不良反应。因此，不应随意用药，并且更应该关注药品的安全性和有效性。

在使用阿奇霉素的过程中，应对病情进行持续观察，一旦出现呼吸急促、严重过敏反应等症状，或出现腹泻、上腹部不适、恶心、呕吐等不良反应，应立即停药并及时就医。切勿擅自增加药物的剂量或使用时长，以避免产生药物滥用或者药物耐药引起的副作用。

不建议家长在居家时给孩子自行口服阿奇霉素。应在医师或药师的指导下用药，并在用药期间密切关注其安全性和有效性。若病情未见明显缓解或出现不良反应，应立刻就医，以免延误病情。

（李廷昱　徐晓琳）

如何处理儿童服用阿奇霉素出现的胃肠道反应

有的儿童在服用阿奇霉素时可能出现胃肠道反应，这些反应包括恶心、呕吐、腹泻或其他胃肠不适症状，此时不建议自行停药，因为停药可能导致感染未完全清除，从而引起迁延不愈、反复感染的问题。

尝试将阿奇霉素的服用时间调整到饭后，这样可能减轻药物对胃黏膜的刺激，减少胃肠道不适。同时，避免空腹服用，因为空腹服用药物更容易引起胃部不适。

腹泻时容易导致脱水，家长应确保给儿童补充足够的水分和电解质，可以适当服用口服补液盐以防止脱水。在用药期间充分饮水，也有助于减轻胃肠道不适症状。避免食用辛辣、油腻、生冷等刺激性食物，选择容易消化、营养丰富的食物，如粥、面条、蒸蛋等，以减轻胃肠道负担。

密切观察儿童的症状变化，如果胃肠道反应持续加重或出现其他严重症状，如剧烈腹痛、持续高烧等，应立即停药并及时就医。

总之，虽然阿奇霉素是一种常用的抗生素，但其胃肠道副作用也不容忽视。家长应采取适当的措施，确保在服用药物的同时，能够舒适地度过治疗期。

（徐晓琳　吴越）

儿童使用阿奇霉素的过程中有哪些注意事项

阿奇霉素是儿童肺炎支原体感染的一线治疗用药，在确诊或高度怀疑存在细菌性或非典型病原体感染的情况下，如肺炎支原体感染、肺炎衣原体感染，应在医生的建议下服用。此外，还应注意以下事项。

1. 剂量要求 16岁以下儿童服用阿奇霉素总剂量不超过1 500mg，对于体重不足15kg的儿童应尽可能精确地测量阿奇霉素的剂量。

2. 食物影响 某些食物可能会降低阿奇霉素的吸收。建议在餐前1小时或餐后2小时服用，但部分厂家的片剂和干混悬剂允许与食物同时服用，具体用法可参照药品说明书。

3. 药物影响 阿奇霉素不得与含铝和镁的抗酸剂同时服用，因为后者可降低阿奇霉素血药峰浓度，必须合用时，阿奇霉素应在服用上述药物前1小时或服后2小时给予。

4. 慎用或禁用阿奇霉素的情况 一旦出现任何变态反应征象时，应立即停用阿奇霉素并及时就医；鉴于阿奇霉素主要经过肝脏清除，肝功能受到损害的儿童应慎用阿奇霉素，严重肝病患儿不应服用阿奇霉素，如果出现肝炎体征和症状应立即停用阿奇霉素；由于阿奇霉素可能影响心脏的正常工作，出现部分心脏疾病，如心动过缓、心律失常、缺血性心脏病等，儿童也应禁用或慎用阿奇霉素；重症肌无力儿童应尽量避免使用该药物。

5. 规范用药　必须遵医嘱按疗程用药，即便症状有所缓解，也不应自行中断或更改用药计划。若未能严格遵照医嘱服药，可能会降低当前治疗效果，并可能导致对支原体产生耐药。

（蒋妮　徐晓琳）

服用阿奇霉素后，什么情况下医生会考虑停药或换药

医生考虑停药或换药，通常是根据儿童对治疗的反应。以下是几种常见情况。

1. 过敏反应　如果儿童在服用阿奇霉素后出现过敏反应，如皮疹、呼吸困难、面部或舌头肿胀，医生通常会建议立即停药，继续使用可能导致更严重的过敏反应。

2. 药物副作用　阿奇霉素较常见的副作用是胃肠道不适，包括恶心、呕吐、腹泻等，一般不需要停药。如果儿童出现严重的副作用，如严重肝功能损伤（表现为黄疸、尿色加深等），QT 间期延长或心律失常，医生会考虑换药。

3. 疗效不佳　如果儿童的感染症状在经过阿奇霉素标准治疗后没有得到明显改善，甚至会使病情加重，医生可能会怀疑儿童体内的肺炎支原体对阿奇霉素产生了耐药性，或诊断初期未能准确识别病原体。在这种情况下，医生会考虑更换药物。

4. 药物相互作用　阿奇霉素与某些药物，如胺碘酮、多潘立酮、地高辛、华法林及他汀类药物等，可能会发生不良的相互作用。如果儿童因为病情变化需要服用这些药物，医生可能会权衡利弊，考虑是否停止阿奇霉素治疗并更换其他药物。

5. 其他情况　对于某些特殊疾病或病情的变化，如肾功能不全、肝功能异常，医生可能会根据儿童的特殊情况调整治疗方案，考虑是否换药。

总之，医生会根据儿童的病情变化、药物副作用以及疗效来决定是否继续使用阿奇霉素或更换其他治疗方案。

（曹忠强　徐晓琳）

什么时候需要阿奇霉素联合头孢菌素类药物使用

通常情况下，针对单纯性肺炎支原体感染，不推荐联合头孢菌素类抗菌药物。但在某些特定情况下，若单一抗菌药物无法充分覆盖病原体，可能需要阿奇霉素与头孢菌素类药物联合应用。

联合使用的主要目的是在于扩大抗菌谱，增强治疗效果，防止耐药性的产生，并有效应对混合感染。

为什么需要扩大抗菌谱呢?

当高度怀疑或已明确合并其他菌种的感染时，需要联合其他抗菌药物。阿奇霉素主要对非典型病原体有效，而头孢菌素类药物对常见的革兰氏阳性菌和革兰氏阴性菌均具有很好的效果。通过联合使用，可以确保多面作战，避免遗漏任何一种可能的病原菌。

β- 内酰胺类抗菌药物对肺炎支原体无效。如果只使用头孢菌素类药物，可能治疗无效。而阿奇霉素对这些细菌非常有效，因此联合使用可以防止漏网之鱼，从而达到增强疗效的目的。

联合使用阿奇霉素和头孢菌素类药物还可以减少耐药菌的产生。如果只使用单一抗生素，细菌更容易适应并产生耐药，而联合用药可以对细菌产生双重打击，减少细菌耐药的机会。

值得注意的是，阿奇霉素与头孢菌素类药物的联合使用必须在医生的指导下进行，并根据感染的具体情况来确定，以防止滥用抗菌药物导致副作用和耐药性增加。

（曹忠强　徐晓琳）

为什么服用阿奇霉素时要“吃三停四”

阿奇霉素的“吃三停四”方案，在一些基层医院乃至民间广为流传。此方案是指连续3天口服阿奇霉素，随后暂停4天；若病情需要，可重新开始第二个疗程。

首先，让我们探究这一说法的理论依据。

1. 半衰期长　阿奇霉素属于大环内酯类抗菌药物，“骨骼清奇、天赋异禀”，药物代谢动力学非常独特，单剂给药后的血消除半衰期为35～48小时，在组织内的半衰期更长，超过60小时。因此，服药3天后，即使停用，阿奇霉素依然能在体内持续作用3～4天。

2. 组织浓度高　据研究，阿奇霉素的组织浓度较同期血药浓度高出10～100倍，炎症部位浓度比非炎症部位高6倍以上，尤其在巨噬细胞及成纤维细胞内浓度很高。

3. 存在抗生素后效应　阿奇霉素的抗菌活性呈现明显的抗生素后效应，即停用药物后，血药浓度低于最低抑菌浓度，而细菌仍在一定时间内处于被抑制状态，不能生长。

阿奇霉素的使用方法有别于其他传统抗生素。从药物代谢动力学角度来讲，阿奇霉素连续使用3天或5天后停药3～4天，这一做法具有一定的理论基础。然而，实际上，关于阿奇霉素“吃三停四”的说法并不准确。这一观点最初源于对肺炎支原体感染治疗的理解，认为需要多个疗程才能治愈效果。但在大多数情况下，如果病情未见稳定，比如儿童仍有发热症状，应及时向医生复诊，以便对疗效进行评估或对初始治疗方案进行调整。目前的共识强调，仅在重症肺炎支原体肺炎的情况下，才建议在间隔 3 ~ 4 天后开始第二个疗程，这样做既能保证有效抗菌作用，又能降低药物副作用的风险。

总之，阿奇霉素“吃三停四”这一说法不准确，应予以修正。

（蒋妮　徐晓琳）

儿童是否可以首选多西环素

不可以，需要在医生评估指导下使用。

多西环素属于四环素类抗菌药物，说明书中有使用年龄限制，但如大环内酯类耐药时，可以根据病情选择四环素类抗菌药物，如多西环素。不首选多西环素主要考虑耐药性问题。

《儿童肺炎支原体肺炎诊疗指南（2025 年版）》中，大环内酯类抗菌药物被推荐为治疗肺炎支原体肺炎的首选药物，包括阿奇霉素、克拉霉素、红霉素和罗红霉素等。出于对用药安全性的考量，在治疗初期，阿奇霉素是最常被使用的药物。但是，全球范围内对阿奇霉素耐药性高的问题普遍存在。我国多数地区，患儿体内分离的肺炎支原体对阿奇霉素的耐药率已达到 60% ~ 90%。

此外，不规范的用药行为也会增加耐药性的风险。药物种类、剂量和疗程的不合理使用，以及不遵循医嘱自行滥用药物，均可能导致耐药性的产生。

在治疗儿童肺炎支原体肺炎时，医生需要考虑耐药性问题。一旦出现对首选药物耐药的情况，医生将考虑更换二线药物进行治疗，如多西环素、米诺环素等四环素类抗菌药物。然而，四环素类药物可能导致儿童牙齿黄染和牙釉质发育不良。因此，多西环素和米诺环素仅适用于8岁以上儿童，对于8岁以下儿童，使用这些药物属于超说明书用药，医生在使用前必须充分评估利弊，并取得家长的知情同意。

综上所述，家长需要准确把握耐药性问题的本质，切勿自行滥用药物，必须在医师和药师的指导下合理使用抗生素。

（罗璟　徐晓琳）

是否可以给儿童选择使用左氧氟沙星或莫西沙星治疗

年龄小于18岁的儿童，一般情况下不建议使用。

左氧氟沙星与莫西沙星属于氟喹诺酮类药物，这类药物具有广泛的抗菌谱，主要用于治疗各种细菌感染。鉴于喹诺酮类抗菌药物可能产生的副作用，通常不建议18岁以下的儿童使用。主要原因包括：此类药物可能干扰儿童的软骨发育，导致关节疼痛、功能障碍及软骨发育异常；在神经系统方面，可能会出现头痛、头晕、失眠、焦虑、抑郁等不良反应；可能会引起儿童血糖代谢紊乱，表现为血糖升高或降低；以及可能产生恶心、呕吐、腹泻等胃肠道不良反应。因此，该类药物的使用应经过医生的充分评估。

近年来，儿童感染的支原体对一线治疗药物大环内酯类抗生素的耐药性问题日渐突出，若病情未能及时得到控制，可能发展为更严重的肺部病变。因此，医生可能会考虑使用二线治疗药物，如喹诺酮类、四环素类抗菌药物。在使用此类药物时，对于有使用禁忌的儿童，必须经过医生的充分评估，确保获益大于风险，并取得家长的知情同意后方可使用。

综上所述，当出现耐药问题时，家长应避免自行使用该类抗菌药物。必须由医生结合儿童的微生物状况、年龄、病情严重程度等方面，综合评估后，制订适宜的用药方案。

（罗璟　徐晓琳）

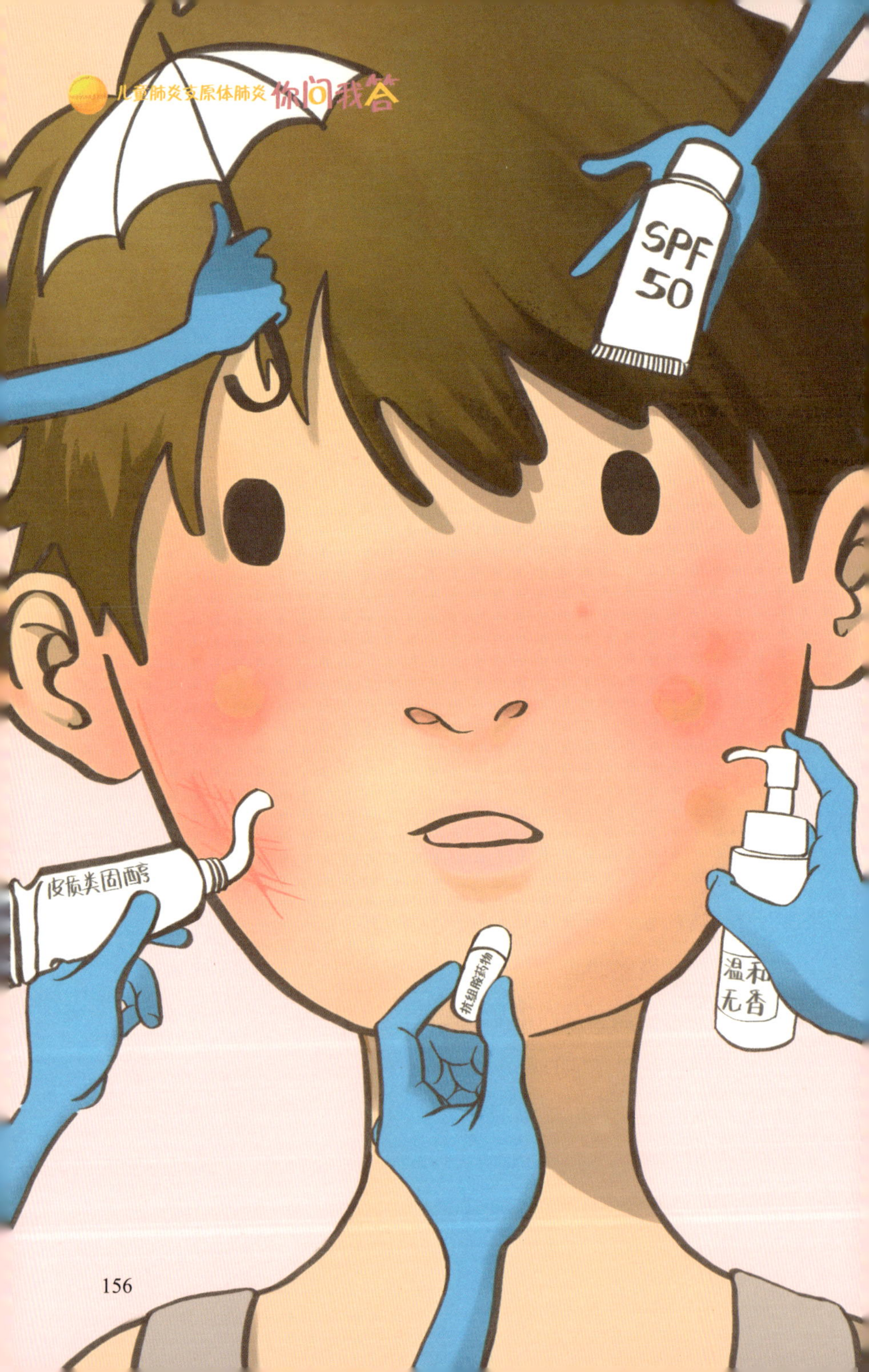
SPF
50
皮质类固醇
抗组胺药物
温和
无香

服用左氧氟沙星片后，出现光敏性药疹怎么办

首先，一旦发现皮肤出现红斑、瘙痒、水疱等光敏性药疹症状，应立即停止服用左氧氟沙星片，并尽快联系医生。医生可能会建议停药或更换其他抗生素，以避免进一步的光敏反应。

其次，避免阳光直射和强烈光线照射，尽量待在阴凉处或使用遮光伞、遮阳帽等防护措施。如果必须外出，应涂抹高 SPF 值的防晒霜，以减少紫外线对皮肤的伤害。

再次，可以采取一些对症处理措施，如使用抗组胺药物缓解瘙痒，外用皮质类固醇药膏减轻红肿和炎症。在严重的情况下，医生可能会开具口服皮质类固醇药物。

最后，保持皮肤清洁和湿润也很重要。使用温和的无香型清洁产品清洁患处，并涂抹无香型保湿霜，以缓解干燥和瘙痒。在恢复期间，避免使用含有香料、酒精或其他刺激性成分的护肤品和洗涤用品，以免加重皮肤症状。同时，保持良好的饮食和充足的水分摄入，有助于皮肤修复。

家长应注意

密切观察症状变化。通过以上措施，大多数光敏性药疹可以在几天到几周内逐渐恢复。如果出现发热、皮疹扩散、呼吸困难等严重反应，应立即就医。

（徐晓琳　吴越）

儿童使用多西环素期间有哪些注意事项

多西环素属于四环素类抗菌药物，适用于重症、难治性以及对大环内酯类药物无反应的肺炎支原体肺炎患儿。鉴于多西环素可能引起牙齿黄染和牙釉质发育不良，该药物的说明书不推荐用于8岁以下儿童。如8岁以下儿童确实有需要使用多西环素，用药前需经医生充分评估利弊，并取得家长的知情同意后方可用药。使用多西环素期间，注意事项如下。

1. 服用方式　最好在餐后服用，以减少对胃肠道的刺激。用水吞服，避免与奶制品、铁剂或铝制剂一起服用，以免影响吸收。

2. 防晒　多西环素可能增加皮肤对阳光的敏感性，使用者应避免强烈阳光照射，外出时应涂抹防晒霜或穿长袖衣物。

3. 过敏反应　若出现皮疹、呼吸困难或其他过敏反应，应立即停止用药并寻求医疗帮助。

4. 肝、肾功能　肝、肾功能不全者须在医生指导下使用，调整剂量以避免副作用。

5. 与其他药物相互作用　使用前告知医生目前使用的所有药物，以避免潜在药物的相互作用。

6. 副作用　如出现严重的腹痛、长期腹泻或其他不适症状，应及时就医。

请遵循医生和药师的建议，并仔细阅读药物说明书。

（师帅　徐晓琳）

儿童使用多西环素之后牙齿一定会变色吗

服用四环素类药物后可能导致牙齿变色，俗称“四环素牙”。这是指在牙齿矿化发育阶段，四环素类药物与牙组织中的钙结合，形成稳固的复合物，从而引起牙齿着色。通常表现为牙齿呈现黄色、褐色或灰色的变化。

四环素类药物迄今已历经三代发展。第一代包括四环素、金霉素、土霉素等；第二代如多西环素、米诺环素等；第三代则以替加环素为代表。相较于其他四环素类药物，多西环素与钙的结合能力较弱，若采用短疗程（通常不超过 21 天）使用，其导致牙齿染色的风险相对较低。

总之，家长应理性对待药物的疗效以及其可能产生的不良反应，避免不必要的担忧，严格按照医生的指导使用药物，以确保药物发挥其应有的治疗作用，从而使儿童尽快恢复健康。

（王妍　徐晓琳）

多西环素不能和哪些药物一起服用

多西环素与其他某些药物共同使用时，可能会降低多西环素的疗效或干扰其他药物的疗效。应注意以下药物与多西环素一起服用。

1. 含有铝、钙或镁的抗酸剂和含铁制剂　含有金属离子的药物能够与多西环素形成络合物，从而影响多西环素的吸收，进而影响其治疗效果，如氢氧化铝、铝碳酸镁、硫酸亚铁、富马酸亚铁等。

2. 青霉素　多西环素可能会干扰青霉素的杀菌作用，从而降低其疗效。

3. 抗凝药物　由于多西环素能够抑制血浆凝血酶原的活性，如肝素。接受抗凝治疗的儿童在使用多西环素时，可能需要调整抗凝药物的剂量。

4. 巴比妥类、卡马西平和苯妥英钠　这类药物可能会降低多西环素的血药浓度，影响其治疗效果。

因此，在接受多西环素治疗期间，家长应积极与医生沟通。医生询问儿童病情时，如儿童正在使用其他药物，家长应及时告知医生，以便医生根据用药情况提供适宜的用药建议，确保药物治疗效果的最大化。

（王妍　徐晓琳）

米诺环素与多西环素存在哪些差异

米诺环素与多西环素都是治疗儿童肺炎支原体感染的二线药物。米诺环素和多西环素在抗菌作用强度、安全性以及药物剂型方面略有差异。

● 抗菌作用强度方面

米诺环素抗菌作用相对多西环素较强。

● 安全性方面

多西环素和米诺环素均可能引起胃肠道反应、色素沉着、光敏反应等药品不良反应。总体而言，多西环素的安全性优于米诺环素，主要表现在骨骼、肝和肾功能、中枢神经系统等方面，四环素类药物可在成骨组织与钙紧密结合，可能导致牙齿永久性变色、牙釉质发育不良，并抑制骨骼的生长发育，故米诺环素和多西环素通常均不推荐用于 8 岁以下儿童。两者相较，多西环素与钙结合程度较小，故骨骼毒性较米诺环素小。

因米诺环素组织渗透性较好，能在中枢神经系统达到较高浓度，故更易引起头晕、眩晕等药物不良反应。米诺环素可引起肝衰竭等严重肝功能障碍，多西环素的肝毒性较小。

米诺环素可能引起血尿素氮升高，因此，对于患有肾功能损害的儿童需要调整用法与用量。相比而言，多西环素不会引起血尿素氮水平升高，故对于肾功能不全的儿童，无需进行剂量调整。

- 药物剂型方面

用于肺炎支原体感染，多西环素可提供静脉注射和口服两种给药途径的剂型，米诺环素仅限于口服给药剂型；这两种药物生物利用度均较高，且口服与静脉给药疗效相当。

多西环素和米诺环素均可在利大于弊的情况下用于治疗儿童肺炎支原体感染。总体而言，多西环素的安全性更高，米诺环素则具有更强的疗效。

（邓冬梅　徐晓琳）

使用多西环素输液过程中是否需要避光

不需要。

对于多西环素口服剂型，必须采取遮光保存措施，应将其存放在不透光的容器中。使用多西环素注射剂型用于静脉输注时，该药品无须采取避光措施。

但是，家长需要特别留意，米诺环素、多西环素等药物可能会增加皮肤对紫外线的吸收，从而导致组织细胞受损。应用这些药物后，可能引发光敏性皮炎，如严重的晒斑等。因此，儿童在用药期间，应避免过度暴露于阳光及紫外线下，外出时应采取遮阳措施，并考虑涂抹防晒霜。如皮肤出现红斑，应立即停止用药。轻度情况下，可用凉水或温水冲洗皮肤；若情况较重，可进行局部湿敷，并及时前往医疗机构皮肤科就诊。

（孙豪　徐晓琳）

为什么服用米诺环素和多西环素需要多喝水

米诺环素与多西环素均属于四环素类抗菌药物，增加饮水量有助于促进药物排泄，并且可以减轻此类药物对食管和消化道的刺激，因此建议适量增加饮水。

近年来，以阿奇霉素为代表的大环类酯类一线药物对肺炎支原体耐药性日渐上升，导致四环素类药物不得已“重出江湖”。米诺环素及多西环素主要在小肠近端和胃部吸收，通过肠道代谢后随尿液排出。特别是对于肾功能不全的小朋友，增加饮水量有助于促进药物的代谢和排泄。

四环素类药物不良反应也不容忽视，其中最常见的不良反应表现为对消化道的局部刺激，容易引起恶心、呕吐、上腹部不适、腹胀及腹泻等胃肠道紊乱。在用餐时或者餐后服用此类药物，同时多饮水，可以减轻胃肠道刺激。

其次，多西环素与米诺环素滞留于食管并崩解时，可能会引起食管炎或食管溃疡，表现为服用后数小时或数天内迅速出现胸骨疼痛和吞咽困难等食管损伤症状。尤其是当药物剂型为胶囊时，在食管停留的时间是片剂的 3 倍。服用四环素类药物时，水分摄入不足、服药姿势为仰卧位、食管动力障碍等因素均可以增加诱发食管溃疡的风险。因此，为预防食管炎或食管溃疡的发生，服药后不宜立即躺平，应保持站立或坐姿约30分钟，并摄入充足的水分，以避免药物在食管中停留。

（罗璟　徐晓琳）

米诺环素胶囊是否可以掰开服用

不建议将米诺环素胶囊掰开服用。

通常情况下，米诺环素胶囊内的药物为颗粒形态，其有效成分需要在肠道内溶解后才能被吸收。如果将胶囊掰开，药物成分可能在口腔或食管中释放，从而影响药物的吸收和疗效。

此外，如果将胶囊壳扔掉而服用药物，药物可能在食管内滞留并释放，对食管黏膜造成刺激，增加不良反应的风险，如食管溃疡等。因此，不能掰开服用。

如果儿童根据体重计算后所需剂量非整粒胶囊量（如 1.5 粒），应在医生或药师的指导下，打开胶囊进行称重或者数粒，即所谓的“分剂量”操作。随后，应将分好的剂量再重新装入胶囊中服用。

（孙悦航　徐晓琳）

使用米诺环素后，出现哪些不良反应需要及时停药

米诺环素是一种四环素类抗菌药物，是治疗肺炎支原体感染的有效药物之一。但是，由于药物除治疗作用外，还可能发生不良反应。因此，儿童服用米诺环素期间，需要密切监测身体变化情况，如果出现以下情况建议及时停药。

1. 若儿童出现不适症状，如感觉不适、喘息、眩晕、便意、耳鸣、出汗、全身发红、呼吸困难、血管性水肿（包括面部和咽部水肿等）或意识障碍，应立即停止用药，并尽快就医，接受适当的治疗措施。

2. 如果儿童在用药过程中出现体重减轻、关节疼痛、网状青斑、麻木及严重腹泻等症状，应立即停止给药，并尽快前往医院寻求专业医生的帮助，以便及时采取适当的治疗措施。

3. 若儿童出现发热、红斑、皮疹、瘙痒、眼部充血或口腔炎等症状，或伴有淋巴结肿大，应立即停止用药，并及时就医，采取适当的治疗措施。

4. 若儿童出现咳嗽、间歇性呼吸短促或呼吸困难等症状，应立即停止给药，并即刻安排完善必要的医学检查，以评估是否需要采取相应的治疗措施。

5. 若发现儿童出现惊厥、意识障碍等异常症状，应立即停止用药，并迅速就医，以便采取恰当的治疗措施。

6. 用药期间应定期进行血常规和肝肾功能检测，以便医生评估是否需要中断给药或采取其他适当的治疗措施。

（杜晓红　徐晓琳）

儿童呼吸健康小贴士

发热的定义与分级

发热，通常被称为“发烧”，是指在感染、炎症、创伤或其他应激条件下，人体的体温调节中枢功能出现异常，造成体内产热与散热平衡失调，从而导致体温升高并超出正常生理波动范围的一种病理生理状态。在临床实践中，通常采用直肠温度≥ 38.0℃或腋下温度≥ 37.5℃作为发热的标准。

根据体温的高低，发热通常被分成四个等级，以腋温为准，37.5 ~ 38.0℃为低热；38.1 ~ 38.9℃为中度发热；39.0 ~ 40.9℃为高热；41.0℃及以上为超高热。

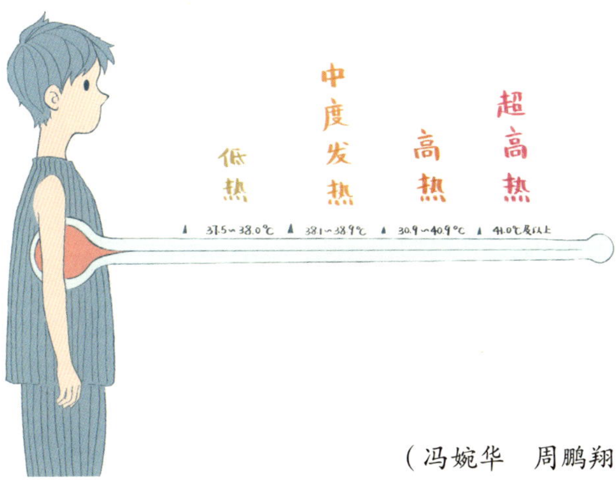

（冯婉华　周鹏翔）

退热栓的使用方法

退热栓是退热药物制成的栓剂，通过肛门给药至直肠发挥退热作用。当儿童出现发热（体温≥ 38.5℃），不愿意吃药，或熟睡、精神状态差，或服药后胃肠道反应大容易呕吐时，退热栓给药是可选择的一种给药方式。家长在给孩子使用前，应仔细检查药品，查看性状、有效期和剂量等。推荐让儿童排尽大便，清洁肛门后使用，熟睡时使用效果更佳。

1. 步骤 1　药盒中的指套套在手指上，取一粒退热栓，可将其置于（40 ~ 50℃）温水中浸润 10 秒后取出，去掉栓剂外包装，此时药栓表面变得湿润光滑。

2. 步骤 2　让儿童侧卧位或趴在家长腿上，将药栓的尖部对准小朋友肛门轻柔推入，以进入 2cm 左右处为最佳。

3. 步骤 3　用药 15 分钟内，儿童尽量卧床，减少活动，以避免药栓滑出。

（于菲菲　周鹏翔）

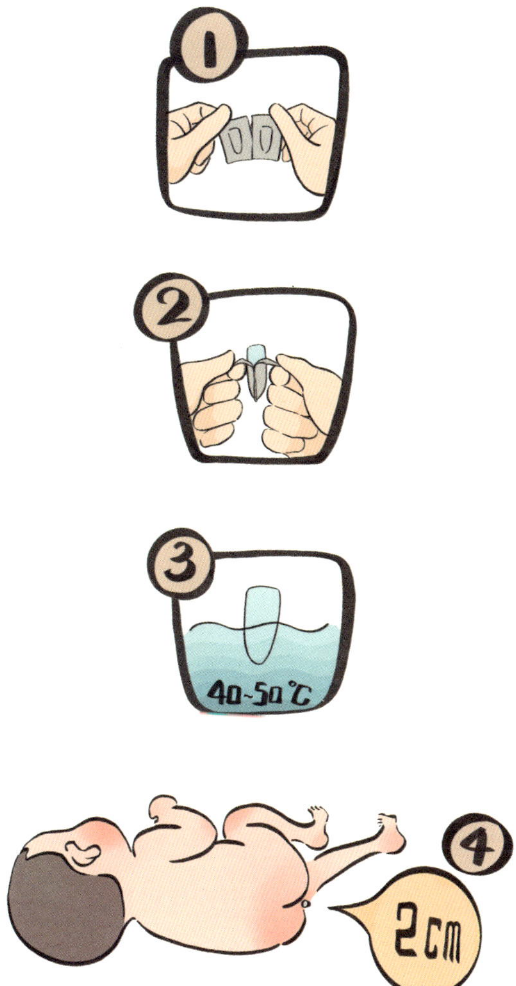
1
2
3
40~50℃
4
2cm

为什么药品会有味道

大多数药品都具有一定味道，有些味道容易被接受，如维生素 C 泡腾片，放入水中溶解后，有类似果汁的味道。有些味道确实难以忍受，如小檗碱片等。

药品具有不同味道主要有以下几方面原因。

1. 药品的有效成分本身可能具有特定味道。比如常见的阿司匹林，其有效成分乙酰水杨酸本身具有一定的酸味和苦涩味。

2. 药品的辅料会影响味道。辅料的种类和比例不同，会有不同的味觉感受，比如许多儿童药物会添加矫味剂，使药品呈现水果味。

3. 不同剂型会使药品味道各异。比如口服液、片剂、胶囊等味道呈现方式各不相同。

4. 药品的制作工艺也在一定程度上决定了其味道。比如一些药物经过肠溶包衣后，味道会发生改变。

5. 药品的储存条件也可能影响味道，若储存不当，会使药品产生异味。出现这种情况，药品不可再使用，以免不仅达不到治疗效果，还可能有毒性反应。

（乔岩岩　周鹏翔）

食物与抗肺炎支原体药物的“小摩擦”

肺炎支原体感染通常使用大环内酯类抗菌药物（如阿奇霉素、红霉素），四环素类抗菌药物（如多西环素），喹诺酮类抗菌药物（如左氧氟沙星）等进行治疗。食物对这些药物的影响主要体现在药物吸收的环节，可能会影响药物的疗效和安全性。

1. 阿奇霉素　食物可能影响阿奇霉素胶囊吸收，片剂和干混悬剂则不受影响。家长请仔细阅读说明书，按指导给药。

2. 四环素类抗菌药物　奶制品、豆制品和绿叶蔬菜中的矿物质，会与四环素类抗菌药物联合形成难吸收的组合，减弱药效。服药时，避免同时食用或保持时间间隔，减少影响。

3. 喹诺酮类抗菌药物　食物对左氧氟沙星的影响轻微，可空腹或进食少量食物后服用，但应避免与富含咖啡因、铁、锌等食品同服。第四代喹诺酮类抗菌药物（莫西沙星）可空腹或进食后服用，且与食物中的钙及咖啡因无关。

家长应注意

听从医生和药师的指导，了解饮食禁忌，合理安排饮食，确保药物发挥最佳作用，同时避免副作用。

请记住，与医生和药师沟通饮食细节，是确保治疗安全、有效的关键！

（李璐娟　周鹏翔）

牛奶、饮料对药物的影响及注意事项

很多家长会想到用孩子爱喝的果汁、牛奶等饮料送药，提升药物口感，虽然个别药物在牛奶或果汁送服下有利于吸收（详见药品说明书），但是大多数药物与饮料同服可能存在危害，应尽量避免同服！

牛奶会在药物表面形成覆盖膜，影响某些药物的吸收。牛奶中含有的钙、镁等矿物质可能与药物发生化学反应，从而影响药物的疗效。

大部分果汁里含有维生素C和果酸，容易导致药物的提前分解和溶化，不利于药物在肠道的吸收，从而影响药效。有些药物在酸性物质作用下，可能会影响药物的代谢，导致在体内的蓄积，从而引起不良反应。

需要特别提醒的是，葡萄柚果汁会抑制肝脏酶的活性，导致药物在体内停留时间延长，药效翻倍增长，增加药物的不良反应。所以，服药期间，最好避免饮用葡萄柚类饮品。

如果不确定是否可以不使用水来服药，那就应该仔细阅读说明书，或者咨询医生、药师后再服用。多数药物最好用清水送服。

（蒋妮　周鹏翔）

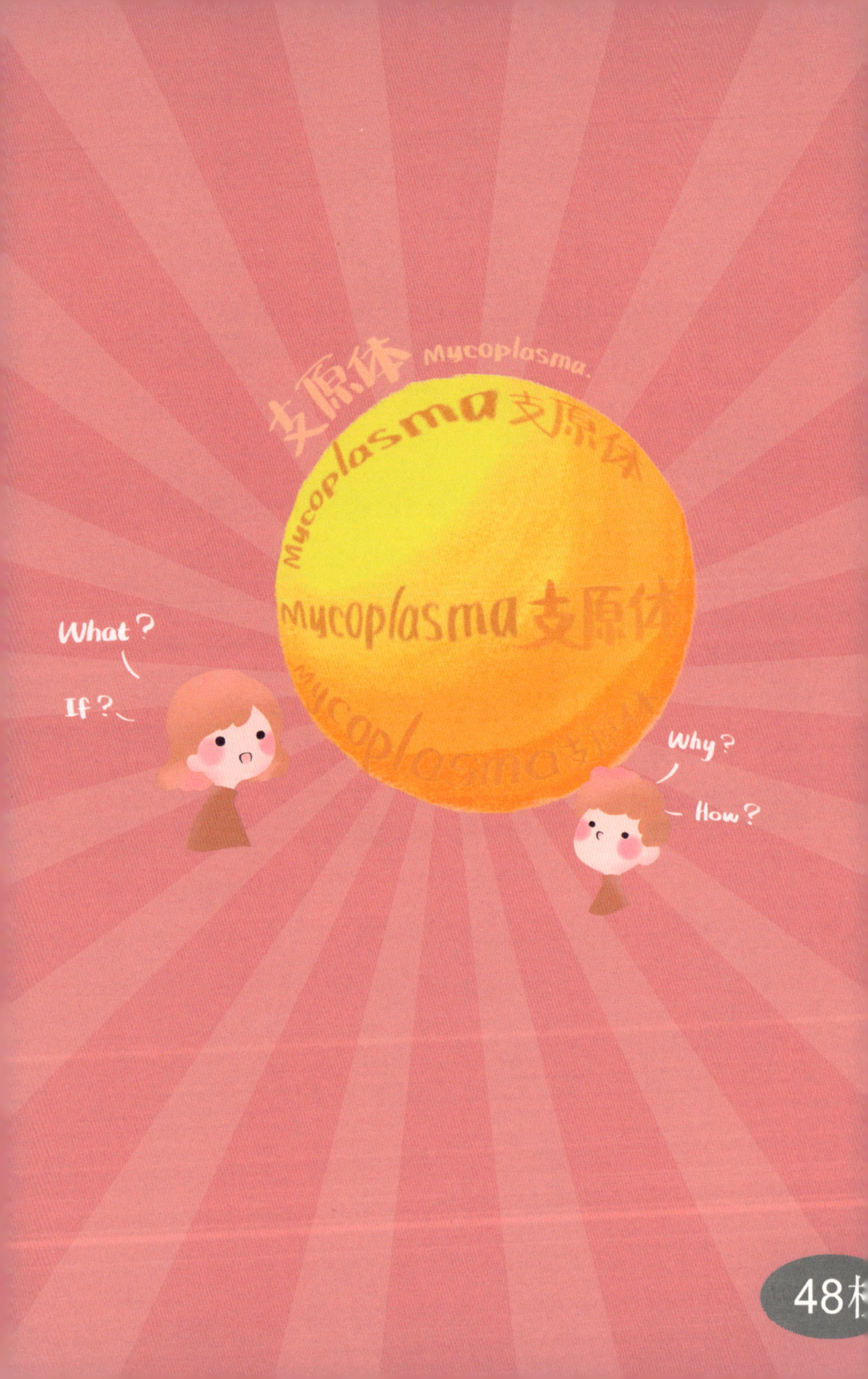
支原体 Mycoplasma.
Mycoplasma 支原体
Mycoplasma 支原体
Mycoplasma 支原体
What?
If?
Why?
How?
48